The Essentials of Tui Na
Chinese Medical Massage for Health and Fitness

中国保健推拿纲要

范立伟·著

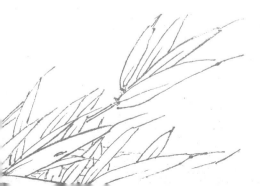

复旦大學出版社

内容提要

本书诠释作者袭承一指禅、滚法和内功推拿学术流派思想，积60年医疗、保健和教学实践，形成具有虎口推拿经验特色的原创理论和独特技能。

全书从推拿手法学、推拿保健学基本理论着手，梳理整合中国保健推拿技能规范、教学实训、经营督导的理念方略和系列模式，整合以周天通调法为主题，适用于不同群体消除过度疲劳、延缓机体衰老、调整体质偏颇、促进功能康复的强身养生、康复养生和导引养生保健推拿系列基本理念和规范模式。

全书提纲条文明晰扼要，注重实用性和学术性。可供中医院校学生，从事中医推拿、理疗康复专业，养生保健行业各级技术人员和经营管理者参考。

作者介绍

范立伟，1941年5月生，浙江镇海人。复旦大学附属华山医院中医学（针灸推拿科）副教授、副主任医师，复旦大学中西医结合研究院针推伤研究所特聘研究员，中华中医药学会会员，国家保健服务行业标准化技术委员会专家观察员。

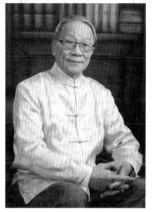

中医推拿学科第一代科班传人，秉承一指禅推拿、㨰法推拿和内功推拿流派学术思想，幸蒙当代中医推拿学名师大家真传训导，深谙其道，颇得心悟。从事中医针灸推拿医疗、保健和教学工作60年，通过实践探索和理论研究，萌创虎口推法，衍化丁氏法，融合内功功法，并逐步形成具有虎口推拿经验特色的原创理论和独特技能。先后发表论文9篇，编写著作7部，摄制录像1部，获专利发明1项。代表著作：中央电视台摄制教学片《中国保健推拿》、专著《实用推拿保健学》和国家级核心技能教材《实用中国保健推拿》《中华经络足道学基础》。

临证医疗擅长整复关节闪挫错位、治疗筋骨跌扑痹痛、调理劳倦内伤杂病等。近20年，同步介入治未病，关注亚健康，潜心研究践行"医养并重，以医引养"的观念。致力于中国保健推拿探究和创新，率先梳理整合提出以周天通调法为主题，适用于不同群体消除过度疲劳、延缓机体衰老、调整体质偏颇、促进功能康复的强身养生、康复养生和导引养生保健推拿系列基本理念和规范模式；相关保健推拿技能督导、培训教学和经营运作统筹管理方略；中华经络足道学基本理论和规范模式的研究。被业内誉为"当代中医保健推拿领域一位优秀开拓者"。

中國保健推拿

著名书法家胡铁生先生为本人拍摄央视教学片《中国保健推拿》题签片名墨宝

中国保健推拿纲要

施杞

全国名老中医、原上海中医药大学校长、终身教授施杞为本书题签书名墨宝

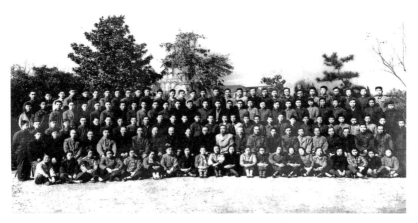

1958年在上海中医学院附属推拿学校成立典礼上，本人（前二排左二）与上海中医学院院长程门雪、推拿学校校长朱春霆及当代中国推拿名师大家王松山、钱福卿、沈希圣、王纪松、王百川、丁季峰、马万龙、丁宝山等前辈合影

自　序

我在 1958 年高中肄业后考取上海中医学院附属推拿学校,有幸成为中医推拿第一代科班传人。就读期间受到严格的传统中医学教育,幸得当代中医推拿名师大家真传训导,秉承一指禅推拿学派兼容㨰法推拿和内功推拿学术思想。毕业后在华东医院工作,追随现代中医推拿学宗师朱春霆先生,沐泽恩师严教亲授,深谙其道,颇有心悟。自 1963 年进入复旦大学附属华山医院中医科起,进而得益于我国中西医结合学科奠基人沈自尹院士谆谆教导及其中西医结合学术思想深刻熏陶。两位德医双馨国医大师的卓著功勋和崇高敬业精神,时时激励着我为探究中医推拿而砥砺前行。

回顾从医 50 多年,临证擅长运用手法技能整复关节闪挫错位、治疗筋骨跌扑痹痛、调理劳倦内伤杂病等。退休后从医疗、教学、科研向技能、教学、督导模式转换,趋于介入治未病,关注亚健康,迈出探索保健推拿新步伐。近 20 年来我受聘于沪杭数家中医馆所,潜心研究践行医养结合,整理中国保健推拿相关理论与技能并提出"医养并重,以医引养"观点,所及几家中医馆所,特别是中医老字号乾宁斋集团有限公司为本人深入探究和创新保健推拿提供了良好的契机和平台,也培养出一大批传承中国保健推拿的有志青年。

整整一个甲子过去,经历长期医疗保健实践并深入研究中医推拿专业理论和核心技能,逐步形成别具一格的手法技能、独树一帜的模式策略和自成一套的实训方法,进而萌生打造规范模式的灵感,激发探究技、教、营统筹管理的创意。1992年,拍摄出版央视教学片《中国保健推拿》并由著名书法家胡铁生先生题写片名。1994年,出版专著《实用推拿保健学》,2006年和2014年,先后出版国家级核心技能教材《实用中国保健推拿》《中华经络足道学基础》。而今,盘点总结医疗、保健和教学工作实践经验,梳理整合推拿手法学、推拿保健学系列理论观点,并着重整理总结关于中国保健推拿理论探究和技能创新,撰成《中国保健推拿纲要》。其承载着我一生对中医推拿事业的钟爱之心和一贯勤求古训、博采众长、孜孜不倦、循序探索的治学成果。

国家倡导治未病健康工程,社会期望高层次医养结合,市场需求传统型一流技能,业界亟待标准化规范模式。时代寄赋中医人继承弘扬造福天下,我辈倾情推拿学少年立志伟心图强。

吾生时已步入耄耋之年,诚望留下有着自创虎口推拿经验特色的中国保健推拿理念和技能,奉献给顺应新时代发展潮流的国民健康大业,仅此而已。是为自序。

2020年5月于复旦大学附属华山医院

目　　录

第一章　仰承前辈卓识 001
　　一、感戴一代宗师朱春霆 001
　　二、缅怀业界泰斗丁季峰 005

第二章　遵循传统学理 010
　　一、首要理论——阴阳学说 010
　　二、核心理论——经络学说 014

第三章　融贯医养合一 017
　　一、崇尚圣人不治已病 017
　　二、脱胎传统中医文化 019
　　三、奉行以医引养格局 023

第四章　夯实功法基础 026
　　一、必修基础功法 026
　　二、基础功法择要 027

第五章　探究手法新释 033
　　一、手法技能概念结构 034

中国保健推拿纲要

二、手法技能总体原则 035

三、手法技能分类规范 036

四、手法技能"八法"归属 039

第六章 规范基本技能 041

一、推法 041

二、一指禅推法 043

三、拿法 046

四、按法 048

五、摩法 049

六、擦法 051

七、振法 052

八、击法 053

九、扳法 054

十、拔法 056

十一、摇法 057

第七章 整合技能实体 059

一、自觉培养运气化力意识 059

二、手法技巧整体规范组合 060

三、手法功力柔刚辨证运用 061

第八章 延续一指禅法 063

一、萌创虎口推法 063

二、衍化丁氏擦法 065

三、融合内功功法 065

四、汇成虎口推拿 066

目
录

第九章　谋求先治未病 068
　　一、强身养生保健推拿系列 068
　　二、康复养生保健推拿系列 085
　　三、导引养生保健推拿系列 088

第十章　拓展通调模式 091
　　一、保健推拿规范模式基本理念 091
　　二、保健推拿核心技能规范模式基础 096
　　三、保健推拿核心技能规范模式分类Ⅰ ... 101
　　四、保健推拿核心技能规范模式分类Ⅱ ... 156
　　五、保健推拿导引技能规范模式分类 196

第十一章　思辨理伤方略 210
　　一、保健推拿理伤理论概述 210
　　二、保健推拿理伤思辨方略 212

第十二章　创导经络足道 218
　　一、经络足道学基本概念 218
　　二、经络足道学基础理论 221
　　三、经络足道手法技能 230
　　四、经络足道温泡热敷 234
　　五、经络足道方术规范 236

第十三章　研制新颖棒具 251
　　一、棒击法和棒具理论概述 251
　　二、改良棒具及其实用价值 252

中
国
保
健
推
拿
纲
要

第十四章　践行实训督导 ⋯⋯⋯⋯⋯⋯⋯⋯ 255

　　一、保健推拿技能实训基本特点 ⋯⋯⋯ 255

　　二、保健推拿技能实训基础训练 ⋯⋯⋯ 256

　　三、保健推拿技能实训教学方略 ⋯⋯⋯ 258

　　四、保健推拿技能监督指导方略 ⋯⋯⋯ 268

第十五章　商榷经营运行 ⋯⋯⋯⋯⋯⋯⋯⋯ 272

　　一、保健推拿经营理念和原则 ⋯⋯⋯⋯ 272

　　二、保健推拿营销策略和方法 ⋯⋯⋯⋯ 275

跋 ⋯⋯⋯⋯⋯⋯⋯⋯⋯⋯⋯⋯⋯⋯⋯⋯⋯⋯⋯ 277

第一章　仰承前辈卓识

1958 年，我有幸成为中医推拿一代宗师朱春霆先生创办的中国第一所推拿学校——上海中医学院附属推拿学校的第一代学生，受到当代中国推拿名师大家王松山、钱福卿、沈希圣、王纪松、王百川、丁季峰、马万龙、丁宝山和李锡九等前辈严教亲授。其中，朱春霆校长、丁季峰老师的中医推拿学术思想和手法技能对我一生影响极深，可谓恩重如山、没齿难忘。

我曾发文纪念朱、丁两位恩师，出于尊师崇道、严循遗训的本意，现摘录其中节段以重温师训励志奋进，并深深觉得有责任开明宗义写上一笔史实，承前启后留下一些心悟。

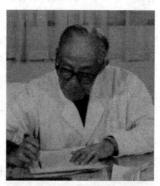

图 1-1　恩师朱春霆先生工作照和签名手迹

一、感戴一代宗师朱春霆

我是朱老先生的早期学生，曾多次聆听先生讲课，在华东医院任职时又经常随师临诊，深慕先生的长者风范、学识卓见、医术高超，至今依然引以为傲和崇敬（图 1-1）。

如今，深切缅怀这位中国杰出的

推拿医学家、教育家、推拿学科开创者;真诚追思这位中医推拿一代宗师和一指禅学派泰斗德行天下、医技超群的丰功伟绩;永远学习这位德高望重的老前辈、老校长、老主任的崇高品质和学术思想,对于我们中医推拿后辈传人有着极其重要的教育意义。

(一) 淡泊名利,德行天下

先生一生尊经崇道、操行清高,为人谦和严谨、温良恭让。20世纪50年代,先生通过层层筛选和严格审查,由一介平民医生被录用为党和国家高层领导医疗保健的华东医院推拿科主任,是第一位被国务院专家局授予"推拿专家"称号者。后又奉命创建上海中医学院附属推拿学校,诚邀一指禅前辈师叔伯、同辈师兄弟和同行名师加盟执教。他讲课首述推拿发展简史,谆谆教导学生学史明志,铭记历史,不能忘本。

(二) 一指定禅,医技超群

先生出生于中医世家,博学多才深谙杏林之理,又仰承一指禅推拿先祖丁凤山之堂侄丁树山名师推拿精要并深得其道,他铸就的一指禅推拿绝技及其卓著功效获得了党和国家高级领导、社会各界人士高度赞赏。先生以其高超技能入驻华东医院,开辟了中医推拿科入室登堂成为正规医院医学科室的先例。

先生一生倾情敬业,每当临诊望闻问切条理清晰,理法方术循经规范,并有工整秀丽楷书医案,可谓是中医推拿医案书写开创之卷。

先生一指禅手法纯熟细腻,指力强健灵巧,极具内涵功力,擅长用一指禅推摩法施于脘腹部调理脾胃梳理肝胆,以蝴蝶双飞式施于颈项部疏通经络、松解肌筋,开创了推拿手法技能复合手法和复式操作的先河。

(三) 秉承岐黄,学术建树

先生为上海嘉定黄墙中医第六代传人而熟读岐黄之理,后又拜在丁氏一指禅先祖丁凤山后裔门下精通推拿之道,形成源于丁氏的朱氏一指禅推拿风范,进而奠定当今一指禅推拿学派,开创现代中医推拿学科。先生的一指禅也就成为当代中医推拿学术流派的楷模。

先生是中医推拿发展史中率先执笔编写推拿教材、书写推拿医案的中医学者和推拿先哲。他在《推拿讲义》中开明宗义阐述概论简史,强调推拿是中医学重要组成部分,运用中医学基础理论指导推拿临床实践,注重中医整体观念和辨证论治思想,明确提出:"以阴阳五行,脏腑经络和营卫气血等中医基本理论为指导。"他每每告诫学生:"要明阴阳、识脏腑、循经络、守孔穴,不然开口动手便错……循经取穴,因人、因证、因部位而治。"

如今重温先生提出的"手法以柔和为贵""循经络,推穴位"等精辟论观,对他学术思想价值与意义更有全面的认识。

(1)先生提出"审证求因,因人而治,因病而治"论观,其实质贯穿了"治病必求于本""辨证求因,审因论治"这一医理思想,并从推拿实践出发,坚持整体观念和辨证施治的原则,"因人而治,因病而治,因部位而治"。就是说,推拿治病必须密切结合人、病(证)、部位的具体情况,运用相宜的手法。他还特别指出:"内伤以扶正为主,外伤以祛邪为主,手法的轻重、快慢、深浅须要有一定的分寸,才能使治疗得到预期的效果。"

(2)先生多次谈及一指禅推拿"手法柔和深透,柔中寓刚,刚柔相济,以柔和为贵""手法以柔和为贵,要柔中透刚"。一指禅是中国传统推拿经典手法,其推拿手法技能中柔和刚的整体性和辩证统一关系,不仅是指一指禅,也揭示了所有推拿手法刚柔相济及其辨证运用的实质意义。其提出"柔和深透,柔中寓刚,刚柔相济"的精辟概括,从手法外形与内涵两方面阐明柔刚的辩证统一关系,并具体提出"术者以其主要手法和辅助手法并配合默契,动作细腻,法之所施,使患者不知其苦"作为手法柔刚的衡量标准。先生所强调"以柔和为贵""手法应柔中寓刚,刚柔相济,以和为贵,用力应深透、节律、持久,法之所施,使患者不知其苦"等系列论观,而今已成为手法技能基本总则的理论依据。

(3) 先生高度重视经络学说和营卫气血理论在推拿临床中的主导地位:"推拿治疗的有效作用是运用手法使气血流通,气血的流通,离不开营卫。因此,营卫气血理论就成了推拿一科最重要的基本理论""论述推拿的有关理论,首先是营卫气血""推拿论治不离营卫气血,部位不脱十四经穴。"他所强调的运用营卫气血理论密切指导推拿临床实践,指出在推拿治疗中运用"调和营卫"辨证、处方的原则、原理和方法,给后辈留下了宝贵的经验。

(4) 先生在临床实践中遵循"循经络、推穴位",强调"取穴准确""探明穴道"。通过一指禅推拿紧推于点(穴位),慢移成线(经脉节段),手法的功力作用于经络穴位,产生流通气血、调和营卫功效,达到扶正祛邪之目的。"循经络,推穴位"是总结一指禅推拿所具有的紧推慢移、点线结合的操作规程,并结合经络与穴位密切相关的原理所提出的精辟论述,既是方法规程,又是治疗原则。其所提出的"循经络、推穴位"的观点和方法,为进一步研究探索经络学说在推拿学科中的运用开拓了思路。

(四) 兴医办校,教育奠基

中医推拿传统教学历来是以师徒形式口传手授、侧重技能经验流淌民间,历史的原因使这门传统医学技能濒临绝灭。20 世纪50 年代,先生临危受命,创办中国第一所推拿学校及中医推拿门诊部,出任学校校长兼门诊部主任。他还广集推拿业界名师执教、坐诊,安排教学课程,拟定教学大纲,编写《推拿讲义》,并亲自讲课授教。在推拿教学中先生严格要求学生苦练手法"米袋功"、强身功"易筋经"和一指禅推拿手法十字诀"沉肩、垂肘、悬腕、掌虚、指实",成为传统中医推拿教学的基本功。1959 年,先生领衔编写的中国第一部中医推拿学教科书《中医推拿学》,奠定了现代中医推拿学教材的基石。

先生兴医办校为中医推拿开创从师徒传承迈向院校传承教育模式的历史性转折,实乃顺应时代发展的创新之举。

虽然时过半个多世纪,我们这辈科班出身的早期推拿传人都难忘这所学校接受的思想品德和传统中医严格训导,特别是中医基础理论和推拿专业技能的系统教育,更为有幸的是承蒙数位推拿祖师的亲授嫡传。

可以告慰的是,他所呕心沥血开创的中医推拿教育事业和创建的中医推拿学科,现早已进入全国高等中医学府的推拿专业、系、院,为中医推拿事业培养了大批优秀人才,由先生创办的推拿学校的早期学生,很多成为当今中医推拿事业的中流砥柱,我们这一代推拿传人都是先生的弟子。如今,先生的再传弟子、徒子徒孙遍布大江南北,可谓桃李满天下,享誉国内外。

由于推拿有着苦练功法、劳作技能的专业特殊性,先生坚持中医推拿独立设科定向办学极具深谋远虑,应该引起我们重视。中医推拿务必着重培养理论与实践相结合而突出推拿手法技能研究和应用的专业人才。

历史表明,朱春霆先生是中医推拿事业划时代的奠基人,中医推拿一代宗师朱春霆先生的英名彪炳中国推拿史册(图1-2)!

图 1-2　恩师朱春霆先生手稿墨迹

二、缅怀业界泰斗丁季峰

笔者从 20 世纪 50 年代就读推拿学校起承蒙丁师教导(图1-3),工作后又常上门求教,深得其道,颇有心悟。通过医疗和教学

中国保健推拿纲要

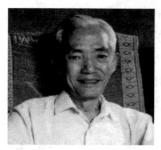

图1-3　恩师丁季峰先生

实践,对㨰法推拿更有深入和全面认识,特别是在撰写《实用推拿保健学》过程中,得到丁师热诚指导,乐于审稿作序,对有关㨰法的章节内容,更是逐字审阅。他在序言中,认为笔者"不但从理论上秉承原意,较为完整、确切释述㨰法的基本技能,而且在手法实践中熟练掌握、规范运用操作技能",从中表达了他对学生的厚爱。

（一）㨰法推拿创新发展手法技能,不失一指禅推拿内涵原意

丁师家传世袭一指禅推拿,却不墨守成规,将传统的一指禅推拿往返摆动的手法小面积"点"状着力(可称手法着力点或手法接触面,即拇指的指端、指腹、指桡侧端和屈曲拇指的指关节背后桡侧面)一指禅推法延伸,也不束缚于手法着力部位移动(虚拳的示、中、无名指、小指的指关节或掌指关节突起部组成)为"线"状滚动滚法,而立意将手法着力点演变成手掌近小指侧先后交替着力的"面"状滚动,成为独特的手法。为有别于"线"状的滚法,丁师特将其"面"状的滚动手法命名为㨰法。手法着力部位演变从"线"到"面",是推拿一指禅手法的脱颖突破和延伸,也是推拿手法技能熟能生巧、顺应发展的必然产物。

我深悟㨰法并不局限于手法着力点的变化,而是在基本技能方面有极大的演变。㨰法在操作过程中,充分体现了上肢部分的通力协调,它保留了一指禅推法技能中沉肩、垂肘、松腕的基本要领,并注重于前臂主动节律旋转和腕关节持续往返屈伸的默契复合。手法着力于面,其作用范围大于手法着力点所接触的面,手法操作时,前臂节律、持续的摆动,形成腕部屈伸和旋转的复合运动,增强了手法的功力,又缓冲了手法的刚性,使手法具有一定的强度、稳实的渗透性,又富有柔软性。手法滚动过程中充分施展腕部屈伸旋转,正是㨰法有别于腕部放松做前后屈伸摆动的滚法。其功效适应范围等方面更是大相径庭,所以,丁师特别提出㨰法和滚法两者不可混淆的说法确实是有道理的。丁师创立的㨰法通常也称为"丁氏㨰法"。丁师生前曾面授过学生:㨰法在手法操作时,用力强度应保持相对均衡,往返用力比例是腕屈外旋:腕伸内旋大致为 3:1,称为"㨰三回一";在手法着力坚贴并稳定基础上做缓慢移动称"紧㨰慢移"。可见,㨰法的操作技能袭承一指禅推法有关"推三回一""紧推慢移"等基本原则,可谓千变不离其宗。

丁师极为强调手法的柔软性。他认为:"掌握正确的操作方式和精湛熟练的操作技能,使它对人体所进行的刺激,不但具有适当强度,而且更富有柔软性。""才能在安全舒适的基础上,产生较好的治疗作用,否则,在操作过程中,由于刺激的强硬,就易于使患者肌肉感到不同程度疼痛,甚至引起其他各种不良反应,促使患部症状恶化,延缓病变的恢复。因此,掌握手法刺激的柔软性,是㨰法在临床操作中所必须具备的基本要领。"并指出:"由于刺激的富有柔软性,与那些运用粗暴蛮力来实施强硬刺激截然不同,所以能适合肌肉基本特性而不会损伤肌张力,不会引起反射性肌痉挛以及产生不良影响。"为此他一再强调"运用刚柔相济手法刺激为核心的医疗措施,确实能表达出推拿自身最高价值。"可见,丁师反复告诫的"手法柔软性、刚柔相济的独特性"同一指禅推拿所特别重视的"手法以柔和为贵,要柔中透刚"等论观是一脉相承的,这是丁师毕生经验的总结,也是对学生的厚望。

丁师创立㨰法推拿,是以祖传的一指禅推拿为基础,改革手法基本技能,演变一指禅推法和滚法的手法着力点,充分发挥腕部关节屈曲和前臂肢节旋转的复合功能和协调作用,丰富和发展了推拿手法技能的内容,在临床实践上增强和提高了手法技能的功效,却仍保持着一指禅推法内涵的基本要领、基本规律。

（二）滚法推拿创新发展理论观点，突破一指禅推拿传统理念

丁师改革手法技能，创始滚法，从理论和实践方面充实、发展一指禅推拿固有的指导思想和手法实践。阐明："滚法推拿是以中医经络学说基础理论结合与人体生理解剖和病理等基础和临床知识作为实践的依据。"丁师在当时历史条件下，率先提出中西医结合理论指导推拿手法实践，其价值与意义是不言而喻的。丁师着眼于临床实践常见的神经、运动系统疾病，尤其是颈肩背腰臀软组织及四肢关节部位损伤的治疗，明确指出："滚法具有刺激进度强、刺激面积大的特点，能根据病理上的需要，善于提高对软组织刺激的强度，因此在滚法的临床操作中，易于使它的刺激影响深透肌肉而直接作用于患病部位。它不但能加强对经络的感应而提高经络在生理上的各种重要功能，并且对肌肉痉挛强直和粘连等病态更能直接发挥有力的改善作用。因此，滚法在各种有规律的被动运动以及辅助手法等正确适当的配合下，对有些神经系统疾病、运动系统疾病和组织损伤能提供卓有成效的治疗因素。"滚法推拿突破手法技能，不仅扩大了适应病症，也提高了临床疗效。

综上所述，丁师的滚法，是基本技能动作结构和技巧要领上的改革创新，也是在操作时配合辅助手法和被动运动指导自主运动，体现了手法操作技能的应变性。他提出运用现代医学有关知识理论的释述作用原理新见，形成了滚法推拿基本论观和手法实践。这是丁师脱胎于一指禅推拿而突破一指禅推拿传统论观旧律的成功之举。

缅怀丁师业绩，重温丁师教诲，尤其是通过探索研究滚法史实论观，加深了对滚法和滚法学派的重新认识。丁师不仅在医疗实践中敢于探索创新、独树一帜、开拓中医推拿新流派，而且开创运用中西医结合理论观点，指导推拿医学实践的先河。丁师治学创业精神足以后代效法，他所创立的滚法和滚法推拿已经蜚声国内、

饮誉海外,并载入中医推拿史册之中(图1-4)。

图1-4 恩师丁季峰先生手稿墨迹

第二章 遵循传统学理

当代著名中西结合国医大师沈自尹院士明确指出："中医学术体系寓于哲理,而辨证论治却具有艺术特征""微观辨证与宏观辨证相结合是辨病与辨证相结合的一次飞跃和突破"。大师所言极是,发人深思,并切实有效指导着保健推拿理论研究和实践应用。

一、首要理论——阴阳学说

《黄帝内经》指出:"阴阳者,天地之道也,万物之纲纪,变化之父母,生杀之本始,神明之府也",说明一切事物的发生、发展、消长、存亡,都有着阴阳变化的规律。从事保健推拿理论研究和手法实践,必须认识和遵循阴阳变化的这一根本规律。

(一)阴阳学说始终贯通手法技能结构

阴阳学说中阴和阳相反又相成、对立又统一的基本理念,始终贯通于推拿手法技能结构之中。

"柔"者软弱、和顺之意,"阴主柔静",故柔属阴;"刚"者坚固、强硬之意,"阳主刚躁",故刚属阳。王冰注云:"阴曰柔,阳曰刚"。《易传·系辞上》也载有"柔刚相推,而生变化"。可见柔和刚是指事物的相对属性及事物内部相对属性的相互作用和发展变化。推拿手法技能中柔和刚的概念、含义、相互关系及其实践应用,也始终贯通着阴阳相对、互根、消长和转化等基本观点。推拿手法柔刚理念是阴阳学说相关阴阳理念的折射和引申。由此,以阴阳学说为理论基础、柔和刚相对属性为基本概念,归纳手法技能的性能类属,概括手法技能的操作规律,是认识、领悟与掌握推拿手法技能的重要切入点。

1. 柔和刚——归纳手法技能的性能类属 推拿手法名目繁多,在分类规范方面已有不少探索。早在 20 世纪 50 年代,推拿前辈曹锡珍先生就曾运用阴阳柔刚的概念,归纳推拿手法的属性和作用,即根据"手法用力的轻重"把古按摩手法分为"阴型柔术四法"和"阳型刚术四法"(见曹锡珍《中医按摩疗法》)。

确定手法柔和刚性能类属的依据,应该是外观手法动作形态与手法接触面(或称手法着力点),内析手法运力量度、手法刺激强度及其产生的手法感应效果、分解手法作用力的性质等。然而,区分手法的柔刚相对属性,并不意味着手法性能分类绝对化,有些手法还难以断然划定其性能类属,搓法就是一例,搓法具有柔刚两重性能的双向性。大多数可以归纳分类的手法中,往往随着动作形态和手法接触面的变换,手法运力量度和刺激强度的增减,手法的柔刚性能也会随之发生演变(表 2-1)。

表 2-1 常用手法柔刚性能的类属

类型	属性	常用手法举例	手法功效	手法运力刺激强度	手法作用力的性质和感应范围
柔	阴	推、摩、揉、振、抖、摇法	补	轻缓、柔顺	偏重于摩擦力,感应范围较大面广
刚	阳	按、拿、点、击、扳、拔法	泻	重着、刚强	偏重于弹力,感应范围较小深透

可见,手法有柔刚之别,不仅是指手法以动作形态与技巧结构区分手法的柔刚相对属性,而且包括在同一手法内部和不同手法之间所存在的柔刚相互调节、转化、交替的动态演变关系。手法柔

刚相对属性的概念,通常是以动作柔软、用力轻巧、感应和顺的手法为柔;反之,以动作强硬、用力刚劲、感应重着的手法为刚。

手法技能动态演变中的柔刚相对属性,大致可概括为柔中寓刚、刚中有柔;柔法实施、刚法柔用;柔和先导、刚透其中等。手法内涵柔刚适当调节,合理演变,主要是指手法用力强度和量应调剂得当,以适合自身或客体的体质和病情的"得气"感应为度。常说的"轻而不浮,重而不滞",也阐明了手法柔刚轻重之间的辩证关系,就是说,施行轻柔的手法,并非是浮而不实、软而无力;施以刚强的手法,也绝不可蛮用粗暴滞劲。所以正确、规范的手法用力必须轻柔而稳实,刚强而灵巧。

2. 柔和刚——概括手法技能的操作规律 保健推拿手法操作过程是手法基本技能的实践应用,也是手法柔刚交替、结合、转化和演变的动态过程。这个过程具体表现于手法操作的阶段和规程之中,因人因部位因体况、病情及流派不同而复杂多端,但仍有其一定的操作规律共性。

在手法操作过程中,手法柔和刚相互交替、配合、转化、演变的基本规律,可以概括为:柔→刚→柔,即先柔后刚,刚后再柔的操作规程。也就是说,在手法操作开始阶段应运用柔和的手法,以使客体肌肤尽快适应手法的良性刺激,并适应与承受手法操作过程中刚强手法所产生的刺激感应。在手法操作的结束阶段运用柔和的手法,则可避免或减轻手法操作过程中刚强手法所产生的反应性痛楚。通常,在实践应用中手法用力强度应由轻渐重,重后再轻;手法动作幅度应由小渐大,大后再小;手法操作部位应由远及近,近后再远等。总之,在手法种类的选择、手法强度的掌握、手法用量的控制及操作部位的选择等方面,注重柔刚合理交替和转化。这不仅可给客体以良好的感受,而且也可充分发挥手法有效概率、提高手法实践的功效。在操作过程中运用刚强手法的前后,务必以柔和手法为先导和抚后,注重刚法柔施,刚中有柔。这样在

"柔→刚→柔"三阶段中,柔刚之中含有柔刚,相互关联,相互协调,相互交替,相互转化,组成手法操作全部规程。这是手法操作规程中具有普遍规律的共性。至于柔→刚→柔在操作过程中具体分配比例,包括手法的选择、演变、强度、用量和规程等,有很大的差异性。这是手法用力的"因人而施,因病(证)而治,因部位而异"的个性问题,也就是手法实践应用中的辨证论治。

(二)阴阳学说密切指导手法实践应用

阴阳学说相关阴和阳相互制约、相互转化、相互消长的理念,是保健推拿的基本原理和根本法则。《素问·阴阳应象大论》载有:"其剽悍者,按而收之;其实者,散而泻之,审其阴阳,以别柔刚。阳病治阴,阴病治阳,定其气血,各守其乡,血实决之,气虚宜引之"。《类经》对此注有:"形证有柔刚,脉色有柔刚,气味尤有柔刚,柔者属阴,刚者属阳,知柔刚之化者,知阴阳之妙用矣,故必审而别之"。这里柔刚是阴阳代词,用以指阴阳的属性,"审其阴阳"可以理解为审辨疾病证候的阴阳属性,又可理解为是区别手法的柔刚属性并运用相应的柔刚手法,调节证候的阴阳偏盛偏衰。"以别柔刚"则是审定证候的阴阳虚实而后运用手法的原则与方法。据此在实践应用中必须审辨体质偏颇、疾病证候的阴阳属性,而区别运用相应的柔刚属性手法实施调理。阴阳失调概括了因气血不调、营卫不和所引起的各种变化,甚至所引发的病证。保健推拿在实践应用中强调调整阴阳、补偏救弊、恢复阴阳动态平衡、促进阴平阳秘的根本法则。正如《素问·至真要大论》述有"谨察阴阳所在而调之,以平为期"。

手法技能的功效,在于促使阴阳偏衰、偏衰的异常现象,归复于平衡、协调的正常状态。正如《医宗金鉴·正骨心法要旨》述有"一推一拿,视其虚实酌而用之,则有宣通补泻之法,所以患者无不愈也"。柔顺的手法具有温煦、滋养作用,可以补虚扶正;刚强的手法具有通散、疏导作用,可以泻实达邪。正是手法技能的"补其不足，泻其有余"的基本原理，能切合"调整阴阳"这一根本法则。

综上所述，推拿手法学中柔和刚问题，是中医阴阳学说在推拿学科中具体应用的重要研究课题。运用阴阳学说基本观点，全面认识与理解推拿手法技能中柔和刚的基本概念、性能功效及相互关系，促使正确掌握和合理应用手法基本技能，使之"柔刚相济，柔中透刚，刚中有柔"，达到"柔和、稳实、持续、深透"的目的；充分认识与理解推拿手法实践应用中"审其阴阳，以别柔刚"的实质含义，促使正确掌握和严格遵循"因病而异，因人而施，因部位而治"的辨证论治基本法则，以柔补刚泻的手法，"视其虚实，酌而用之"，实施柔→刚→柔的操作规程，达到损其偏盛，补其偏衰，调整阴阳，恢复平衡的目的。

二、核心理论——经络学说

经络学说理论是指导针灸推拿医疗保健实践的核心基础理论。实践表明，经络在扶助正气、调节脏腑功能、增强抗病能力、阻断或避免疾病的传变与深化、促使阴阳动态平衡过程中，具有传导和促进作用。

根据科研资料所提出的有关经络实质的种种解释与假说，可以说，经络学说理论就是在当时历史条件下，古人对现代医学所涉及的解剖、生理、生化、病理等有关理论认识的概括。经络学说理论也折射出我们祖先对于人体整体功能结构的认知度和洞察力早就领先于西方医学。

1. 经络学说在手法技能实践应用中特殊意义 推拿手法种类丰富，技能多变，其通过体表刺激经络，并不局限于手法着力点所及的体表区域，而是随着手法操作过程中动作的不断变化，形成点、线、面、体交织、连贯和持续的作用网络，由近及远、由浅入深，产生良性的连锁反馈效应。可见，推拿手法所及的不仅仅是穴位，也并不单纯是十二经脉的范围，而是遍布全身的包括奇经八脉、络脉、经筋和皮部等在内的经络组织系统。可见，保健推拿通过"走经络，推穴道"，不仅注重十二经脉和腧穴的主导地位，包括十二正经、任督冲带、经穴、经外奇穴和"以痛为腧"的阿是穴，而且充分重视络脉、经筋和皮部等经络组织的组合、联系和协调作用，体现了经络学说在保健推拿实践应用中的特殊性与全面性。

经络理论的突破对于进一步启发与阐明保健推拿作用理论，指导保健推拿实践具有极为重要的意义。

2. 手法技能同经络系统组织结构的应合关系　推拿手法以其操作轨迹分类，有"点"状（如一指禅推、按、点、掐等法）、"线"状（如指推、虎口推、鱼际推、抹等法）、"面"状（如揉、摩、掌推等法）、"立体"状（如提拿、扳、拔、摇、抖等法）。推拿方法形式恰恰同经络系统的组织结构相应相合。从某种角度来说，经络系统中的腧穴、经脉、络脉、皮部、经筋，可以理解为是由表及里、由里及外，在人体内形成纵横联系、里外通达、无所不包、无所遗漏的立体结构。通常"点"状手法适用于腧穴，"线"状手法适用于经脉，"面"状手法适用于浮络、孙络和皮部，"立体"状手法适用于经筋。显然，这里的"点""线""面""体"，是指具有相对模糊性的手法操作轨迹，不等同于一般物理学点、线、面、体概念。可见，手法操作的点、线、面、体交替、合成、连续的过程，也是腧穴、经脉、皮部和经筋之间错综渗透、融会贯通，从总体上产生连锁手法效应的过程。通常所说的"走经络、推穴道"，其含义不应局限于循经取穴与局部取穴，还可以广义认识为循经取段（所及经脉节段）、循经取面（所及皮部、浮络、孙络等）、循经取筋（所及肢节经筋）等。

手法技能同经络系统组织结构的应合关系，可以最大限度调动经络组织各部分的作用，产生手法作用的连锁反馈效应，显示出中医推拿所独具的功效。

3. 营卫气血理论在手法实践应用中主导地位　经络学说认为经脉中的经气，应该包括营气、卫气、宗气和元气。营气和卫气运行于全身,宗气是推动的力量,元气是经络功能活动的基础。实际上,就是水谷生化的精微、吸入的大气和肾的精气综合功能的体现。它们紧密结合,具有不可分割的关系。

归纳起来,经气、真气:①所受于天(大气)→先天之气→元气→肾间动气→经络功能基础;②与水谷精微之气合并,宗气→贯通心脉,上出于肺→推动营卫运行;营气→水谷之精气,化生血液→行于脉中;卫气→水谷之悍气,慓疾滑利→散行脉外,均流行于经脉,构成经气运行。

朱春霆先生在推拿临床实践中重视中医基础理论的指导作用,突出经络学说和营卫气血理论的主导地位。他指出:"推拿治疗的有效作用是运用手法使气血流通,气血的流通,离不开营卫。因此,营卫气血的学说就成了推拿一科最重要的基本理论……论述推拿的有关理论,首先是营卫气血……知常通变。因此我们推拿论治不离营卫气血,部位不脱十四经穴。"并提出"调和营卫"的治疗观。他曾在《推拿讲义》中有过详细论述:"内伤头痛看重于手法柔和深稳,推时缓慢而轻,再由深至浅,外伤头痛着手也是要柔和,先浅按经穴,推时轻快而逐渐加重,但不能过分用力,由浅至深。由深至浅,就是从营分到卫分,缓慢而轻能扶正而不耗气。由浅至深,就是从卫分入营分,轻快而逐渐加重能祛邪外出。这种推法对正虚的人来说更是适宜的。如果内外伤并发或本病转为痼疾,则轻重快慢深浅就要看当时的情况灵活掌握,但首先应想到的是扶正为主,还是祛邪为主了。"这种运用营卫气血理论阐明推拿医疗保健实践中辨证、处方的原则,值得我们进一步探索研究。

第三章　融贯医养合一

随着健康保障服务体系的建立和不断完善,中国保健推拿现已突破中医推拿原有医学的范畴,同步介入治未病干预亚健康,发展成为中医文化领域和健康保障体系重要组成内容。

一、崇尚圣人不治已病

推拿古名按摩,始于本能、根植民间,流淌神州文明五千年,是由"自摩自捏"的自我养生导引之术发展到以人疗人之法,成为防治疾病的推拿法术,堪称中华国粹、世界遗产。

整理诠释保健推拿史料和"治未病"理念的由来,可以温故知新、学史明志,从中汲取裨益,探索真谛。

(一) 养生道理古之训《黄帝内经》开宗治未病

推拿始于本能行为,恩格斯在《自然辩证法》中说:"人类用摩擦温暖肢体,要比摩擦取火更早"。1972 年,出土于中国湖南长沙西汉时期马王堆 1 号汉墓的帛画《导引图》中就有捶背、抚胸、按腰等养生强身、自我按摩的内容。

养生防患是中国传统预防医学的基本思想。早在《易筋》中已提出:"君子以思患而预防之。"《黄帝内经》首篇《素问·上古天真论》就开宗载述养生之道:"上古之人,其知道者,法于阴阳,和于术数,饮食有节,起居有常,不妄作劳,故能形与神俱,而尽其天年,度百岁乃去",并始有治未病的经文。《素问·四气调神大论》:"是故圣人不治已病治未病,不治已乱治未乱,此之谓也。夫病已成而后药之,乱已成而后治之,犹渴而穿井,斗而铸锥,不亦晚乎",同时指出治未病同正气相关密切。如《素问遗篇·刺法论》:"正气存内,邪不可干"。《素问·评热病论》:"邪之所凑,其气必虚"。东汉时期中医先哲华佗曾说:"良医治无病之病,故人常在生也;圣人治无患之患,故天下常太平也"。

(二) 传统导引通调法　历代重视治未病

传统推拿归属导引范畴并以自身推拿方式为多,历代医养文献均有记载,诸如唐代王冰注释《素问·异法方宜论》载:"导引,谓摇筋骨,动肢节;按,谓抑按皮肉;跷,谓捷举手足。"《史记·扁鹊仓公列传》载:"上古之时,医有俞跗,治病不以汤液醴酒,砭石桥引,案杭毒熨"。《尊生类辑》载:"延年却病以按摩导引为先"。《素问·血气形志篇》载:"形数惊恐,经络不通,病生于不仁,治之以按摩醪药"。晋代葛洪《抱朴子》载:"腹痛者……亦还以自摩,无不愈者"。头面部养生保健推拿有叩齿、拭目、按耳、摩面等。叩齿源于《抱朴子·杂应卷》,拭目、按耳先见于《养性延命录》,摩面首载于《灵剑子·四时导引法》等。医家深受道家影响,如李士材、沈金鳌、吴尚先等在其著作中亦颇推崇头面部养生保健推拿,并根据经络腧穴的理论,重视擦肾俞、命门、夹脊、涌泉等穴。隋代巢元方《诸病源候论》载:"摩手令热,令热从体上下,名曰干浴"。唐代孙思邈《千金要方·养性》载:"每日须调气补泻,按摩导引为佳,勿以康健便为常然,常须安不忘危,预防诸病也……非但老人须知服食、将息、节度,极须知调身按摩、摇动肢节,导引行气"。宋代《太平圣惠方》记载近百首膏摩方和药摩方。《圣济总录》载:"养生法,凡小有不安,必按摩捼捺,令百节通利,邪气得泄,"并编成"神仙导引"养生功法(其中包括自身保健推拿)。宋代诗人陆游更有很多自我推拿诗作,《陆游集》载:"病减停汤熨,身衰赖按摩""解衣摩腹西窗下,莫怪人嘲作饭囊"。在《三才图会》已有擦肾俞的描述,李士材的《寿世青编》认为该法有补肾培元、益火生土的功效;宋代文豪苏东坡的《养生诀》曾载擦涌泉之法,在《苏沈良方》中还载述:"其效初不甚觉,但积累百余日,功用不可量,比之服药,其力百倍,久欲献之左右,其妙处非言语文字所能形容,然亦可道其大略,若信而行之,必有大益"。《寿亲养老新书》(宋代陈直撰著,元代邹铉续增)也认为擦涌泉"不若自擦为佳"。龚应园《红炉点雪》载有却病 16 句之术,其中"梦失封金柜""搓涂自驻颜""闭摩通滞气"等均属自身养生保健推拿之法,李梴的《医学入门》还讲究自身推拿的姿势与精神调摄相结合。

保健推拿也有客体推拿方式的史料记载,如《孟子》载:"为长者折枝",其意就是晚辈以为父母长辈推拿按摩尽孝。明代杨继洲《针灸大成》附《保婴神术》(即小儿按摩经)。清代吴谦《医宗金鉴》载:"法之所施,使患者不知其苦,方称为手法也",均记载了小儿推拿和伤科推拿采用客体推拿方式的内容。

二、脱胎传统中医文化

上海中医药大学何裕民教授在 1987 年编写出版的《中医学导论》中阐述建立中医养生保健学科系列论观,首次提出推拿保健学。笔者在 1996 年 8 月率先出版《实用推拿保健学》,第一次全面诠释推拿保健学。包括:中国保健推拿基本概念、基本内容、基本法则;保健推拿同相关学科的联系;气和力的传递效应和运转机制;保健推拿基础理论,推拿手法技能和实践应用等内容。

(一)保健推拿基本概念、基本内容、基本法则

1. **保健推拿基本概念**　中国保健推拿简称保健推拿,脱胎于优秀的传统中医保健文化。推拿保健学是专门研究保健推拿基本理论、手法技能和实践应用的一门中医推拿学分支学科,归属于中医养生保健学科系列。保健推拿贯穿中医传统理念理法纲常,运

用传统推拿手法技能,借以未病先防、既病防变和瘥后防复,达到强身养生、疾病防治和功能康复的目的。

2. 保健推拿基本内容

(1)保健推拿基本理论:保健推拿基本理论是以中医学基础理论为核心,其中同阴阳学说、经络学说和营卫气血理论关系密切,并包括其他有关的科学理论知识(如生物力学等)及保健推拿作用原理、文献史料、特点原则等理论知识,指导保健推拿手法技能及其实践应用。

(2)手法技能及其实践应用:推拿手法技能是保健推拿实践应用的基础,其主要研究是完整概念、总体结构、分类规范和基础训练,特别是技巧动作整体规范组合和内涵功力柔刚辨证运用原则和方法问题。

推拿手法技能分为基本技能和操作技能两部分。基本技能包括分类规范、技巧结构、力学性质、动作要领、分化演变、复式组合和功效等;操作技能包括意识、技巧和力结合运用的方法规范(主要是运气意识的自觉练养与控制,手法的合理选择与合成,手法强度和用量的掌握)以及手法操作规程的模式规范。

手法技能的实践应用是在基本理论指导下,运用于保健实践的理、法、方、术。在保健推拿实践中,注重手法技巧动作和内涵功力的整体观念、优化组合和柔刚辨证运用,形成不同群体消除疲劳、延缓衰老、改善亚健康和促进功能康复保健推拿系列,包括强身养生、康复养生和导引养生保健推拿系列理论知识和常规模式。

3. 保健推拿基本法则

(1)注重求本与扶正:中医学强调"治病必求其本",认为"肾为先天之根,脾为后天之本",扶助、加强正气是防御或祛除病邪的关键。养生强身、既病防变和功能康复必须强调求本与扶正。保健推拿用于养生强身的求本与扶正,在于健脾补肾、扶固正气,以致未病先防;用于既病防变和功能康复的求本与扶正,在于针对致病的根本原因，根据正邪盛衰的具体情况，实施扶助正气、祛除病邪。

（2）统筹全身、突出局部：中医学认为人是有机的整体，全身各部位应相互协调，保健推拿应注重整体和局部的辩证统一关系，在遣方施法中必须从整体出发，统筹全身，同时突出局部。在分析与综合局部和整体相结合的基础上，全面掌握养生强身、疾病防治和功能康复的规律，并指导实践应用。顺序常规操作过程中联系局部情况，进行着重施术。

（3）因人而施、因证（病）而治、因部位而异：中医学认识并治疗疾病，是既辨病又辨证，并注重辨证论治。"法虽有定，变通在人"，保健推拿在实践应用中则根据客体的年龄、性别、体质、病证和操作部位等不同情况立方施法，酌选相应的手法及其相宜的强度和用量。

（4）调摄精神、调顺气息、调理脏腑气血：中医学认为，"一阴一阳谓之道，偏阴偏阳谓之疾"，阴阳失去平衡则会发生疾病。故应"谨察阴阳所在而调之，以平为期"。保健推拿促使机体组织形态和气血脏腑得以调理整治，同时注重结合精神情志的调摄和呼吸气息的调顺。通过松、顺、动三者结合的补偏救弊措施，达到调整阴阳、维持心身平衡的目的。

（5）顺应自然、适度适量：中医学认为，"善言天者，必有验于人""人与天地相参"，人体与自然界息息相通、密切相关是一个整体，人体的生命活动应当顺应自然界的演变规律，这就是中医学天人合一、天人相应的理论观点。保健推拿在参与促进和改善人的生命活动过程中，应顺应自然环境和周围条件的变化立方施法，应因时、因地的变化而有所改变；保健推拿在参与促进和改善机体内外环境平衡过程中，根据客体体情和病证的具体状况，把握手法作用力的节制和限度，即动而中节。手法强度和用量，都应严格控制在其生理病理所能承受的范围和限度之内，手法强度和用量太过或不及都是有弊而无利的。

（二）保健推拿同相关学科的联系

保健推拿同相关学科的联系见图3-1。

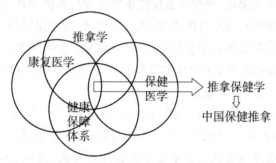

图3-1 保健推拿同相关学科的联系

（三）气和力的传递效应和运转机制

中医学认为，气是指精微的物质及其功能表现。保健推拿历来注重"通天下一气"的气一元论，常有"以气行手，以手调气""以意领气，以气贯力"之说，也就是强调手法技能中内涵的气和力的运转机制问题。

通过长期实践，深悟中医学气一元论和物理学力学基本理论，可以诠释手法技能作用原理整体观，这就是手法技能中内涵的气与力的传递效应和运转机制。即：手法作用途径中的运气化力（主体）→力的传递效应→受力运气（客体）。

实践表明，气和力运转机制在手法操作过程中形成运气化力，力的传递和转化，受力运气的连锁效应。前者的"运气"，是指施行手法的主体方面全神贯注、专心致志，进行有意识的气机运转；后者的"运气"，则是指承受手法的客体方面经气激发，经络通畅，气血运行，发生无意识性的气机运转。这样由主动性的"运气"引起被动性的"运气"，通过力的传递与转化作用而完成全过程。为手法技巧动作造就良好的内环境，关键在于主动性的运气化力中注重形、意、气、神的密切结合,并以形体端正、专心致志、气息调匀、精力充沛为先决条件。进而由意识控制、意念调动,使内在气的运动纳入意念的途径,即由丹田,提升贯注于肩、臂、掌、指,转化为刚柔相济之力,手法技能中的内涵功力就是气和力运转机制的产物。传统所说的"意到神至、神至气到",也反映了手法技能中意、气、神三者相互依存、相互促进的密切关系。通过不断实践可以逐渐领悟到手法技能中内含的气和力运转机制是客观存在的,而且占有主导地位。

　　推拿手法作用途径中气和力的传递效应和运转机制见图3-2。

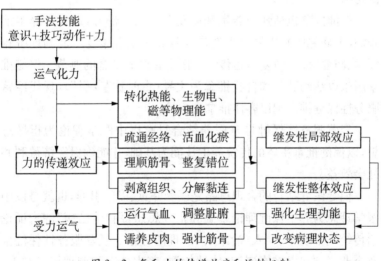

图3-2　气和力的传递效应和运转机制

三、奉行以医引养格局

　　"养生"一词最早见于《黄帝内经》:"主明则下安,以此养生则寿",又有摄生、保生、道生等别名。"养生"原意为"保持生命",类似现代所说的卫生、保健,也就是根据人类生命规律,采用相应方法,健身防病、延年益寿。现代养生保健可以诠释为:以强身养生保障健康为主体,注重增强体质、预防疾病、消除疲劳、延缓衰老,贯通调整体质偏颇,改善亚健康状态和促进功能康复。可见,养生保健已突破保健医学的范畴,融入中医文化领域,成为医养结合保障体系的重要组成部分。

医养结合历来是传统中医的内涵,通常中医临诊均会嘱咐并指导病家调摄精神情志、调节饮食起居,属于既病防变的养生之道。通常所谓医养结合的概念,应该是医疗、康复同养生、养老的结合,也就是指包括老年人在内广大群体的医疗、康复同养生保健密切结合。

保健推拿包括强身养生和康复养生两大部分,以强身养生治未病(未病先防),康复养生就是强身养生结合康复功能调理脏腑(既病防变、瘥后防复),是传统中医文化医养结合的典范。保健推拿历来以活动肢节和自我推拿为主导(古时称"导引"),现代经营服务性保健推拿则以客体推拿为主导。

经营服务性保健推拿医养结合只有以中医学理论为指导思想,以保健推拿主体的传统养生技能为基础,才能确保经济盈利和社会效益。

倡导医养结合的合理思路是医养并重、以医引养,也就是以中医学理念为养生保健理论基础和指导思想,用"治已病"的辨证论治传统纲常统率、导入"治未病"的理法方术。经营服务性保健推拿企业必须建立健康咨询、体情检测、养生档案和调理记录制度,应由熟悉掌握医养结合并具备一定医学资质的中医师把关,指导相当资质的调理技师根据客体养生保健需求辨证遣方施法,形成双重合作负责的常规制度。其前提必须是完善相关养生保健理念和技能培训、监管和督导等规章制度和规范模式。

为适应时代发展和市场需求的医养结合保健推拿,则要求保健推拿从业人员具有健康咨询和养生调理双重职能,具备全面的中医养生保健专业理论和熟练掌握多元素养生保健技能,从总体上提高保健推拿调理技师的职业道德和专业素养,根本改变养生保健行业滞后不前的现状。这也引发人们重新考虑从全民健康大局出发,调整中医学教育模式。中医人才培养不仅重视中医药治疗疾病,也应重视养生保健理念和技能。中医院校也应设置高等中医养生保健专业,培养高级中医养生保健师,适应社会高层次养生保健企业的人才需求。

第四章　夯实功法基础

　　严格的推拿专业基础功法训练,是从事推拿专业的一项必修的基本功。坚持长期的传统功法训练,可以造就强健的体能,扩展潜在的智能,夯实规范的技能。可以说,学好推拿必先练功。同时,对于指导客体配合进行基础功法训练,可以促使客体调整体质偏颇,增强抗病能力,提高保健功效。

一、必修基础功法

　　传统推拿注重"以意行气、运气化力"。手法技能寓有一定的功力,故有"一分功夫,一分疗效"之说。这种功夫源于刻苦的基础功法训练(又称推拿练功)和手法技能训练。基础功法训练又是手法技能训练的基础。因此,作为推拿功法中侧重于身功训练的基础功法训练,历来被视作一门必修的推拿基础课程。

　　推拿基础功法训练是根据传统的健身锻炼方法,结合推拿专业的特殊要求,经过长期实践形成的一种特定身功训练。推拿基础功法训练是从事保健推拿一项必修的基本功。这种身功注重于形体姿势、动作与意念、呼吸的密切配合,从整体上进行自我身心锻炼,为推拿手法实践所必须具备的良好体质和扎实功力奠定基础。通过长期训练达到意气相依,刚柔相济,动静结合,内外兼修。动则行气活血、滑利关节,以强壮筋骨;静则收心纳意、全神贯注,以培育正气。动静结合,基础功法训练不仅是指动功和静功在外形上的交替结合,还包括练功过程中内在的动和静结合,这就要求保持精神宁静和气息高度和谐的意念活动,强调练功中"以意领气,以气贯力"。意、气、力三者密切配合,方可内养脏腑气血,外壮筋骨皮肉,达到"身则缓节柔筋,心则和性调顺"的目的,为造就、增强手法内涵功力提供良好的内环境。

推拿基础功法训练既有传统练功内养精气神、外壮筋骨皮的共性,这是从事推拿专业自身必备气机通畅、精血旺盛的素质条件,同时功法训练促进意气相依、内劲蓄聚、增强关节灵活、筋腱柔韧的效能,可使手法内涵功力得以柔和、稳实、持续、深透。这种内涵功力贯通于腰、腿、臂、腕、掌、指各部分,并表现为扎实的劲力、持久的耐力和灵活的巧力。如摘星换斗势的手部功法姿势同一指禅推法的动作姿势基本相合;摘星换斗势和韦驮献杵合掌势分别以屈曲和背屈腕关节着重训练腕、臂部的内劲与耐力。可见推拿基础功法训练同推拿手法实践密切相关,通过这类功法的长期训练可以从整体上有效保证手法实践所必须具备的充沛的精力、强健的体质,特别是劲实的腰力、腿力、臂力、腕力、掌力和指力,这就是推拿基础功法训练的特殊性。

正如先师朱春霆先生指出:"达摩一指禅须练内外功,使两臂及十指骨节能柔屈如棉,更练内功,调匀气息,贯全身之气力于一指之尖,使直达病源之所在,其功效有过于药石。"

二、基础功法择要

推拿基础功法的内容相当丰富,传统基础功法训练以易筋经(又称达摩易筋经)和少林内功作为基础功法。这是前人通过长期实践总结形成的推拿基础功法模式。易筋经为静功,少林内功为动功,通过基础功法训练,可以"筋挛者易之以舒,筋弱者易之以强,筋弛者易之以和,筋缩者易之以长,筋靡者易之以壮",达到缓节柔筋、内外俱壮的境地。

易筋经是修炼筋脉、强健筋骨的传统强身壮体功法,相传分为内功和外功,各有十二势。"易",即改变、变换、增强之意;"筋"即为肌腱、筋骨,也指经脉之称;"经"则为经典方法之谓。《易筋经》曰:"筋,人身之筋络也,骨节之外,肌肉之内,四肢百骸无所非筋,筋能网络周身,通行血气,为精神之外辅。"易筋经具有气盈劲坚、意力相依、静止用力、自然呼吸的特点,通过静中求动、刚中有柔的锻炼,使之内壮脏腑气血,外强肌肉筋骨,从整体上达到强力健身的目的。通常民间用以强健体质、锻炼筋骨,现已演绎成为从事推拿所必修的基础功法。

少林内功是传统功法中以站裆为基础、着重于腰腿和臂腕功力的锻炼。动静结合,动中求静,强调以意运气,以力贯气,以气生劲,劲达四肢,周身使劲,蓄劲指端、下实上虚、刚柔相济、呼吸自然、外紧内松,即所谓"练气不见气,以力带气,气贯四肢"。通过以力贯气的锻炼,使之精力充沛,脏腑健全,经络通畅,功力增强。少林内功内容丰富,主要分为基本裆势、上肢姿势锻炼法和双人锻炼法三部分,相传为武林强身的基本功。经演绎传承,少林内功现已成为内功推拿流派的一项基础功法,也是指导客体防治疾病的重要组成部分。

笔者在长期培训教学实践中,秉持前辈提出功法训练以"先静中有动,再动中有静",以动静相宜为好。根据基础功法的动静不同功势、作用,选择较有代表性的基础功法作为重点训练内容,并重新整理功法预备、功势的结构内容,简明扼要便于记忆。其中有易筋经选要:韦驮献杵抱球势、韦驮献杵合掌势、摘星换斗势、倒拽九牛尾势等;少林内功选要:伸臂撑掌——基本裆势(站裆势)、前推八匹马势、倒拉九头牛势、凤凰展翅势、霸王举鼎势等。

(一) 易筋经选要

相传易筋经有 12 套势式,为达摩所创。在此载述其中 4 套功法。

1. 韦驮献杵抱球势(第1势)

【原文】 立身期正直,环拱手当胸。气定神皆敛,心澄貌亦恭。

【预备】 ①足并步,头端平,目平视,颌稍收,口微开,舌抵腭;②含胸拔背,蓄腹直腰;③松肩垂臂,五指并拢,两腿伸直,两脚相靠;④心神怡宁,意念贯一,紧吸慢呼,气沉丹田。

【功势】 ①左足向左跨,平行当肩宽,两足掌踏实,两膝腘微松;②两手提向前,胸前抱成球,指掌须蓄劲,松肩略垂肘,掌心向内凹,五指微内屈,指端相对称,距4~5寸。

【时间】 每次3~30 min,初练时每次3 min,1周后每周递增1~2 min。

2. 韦驮献杵合掌势(第2势)

【原文】 足趾挂地,两手平开,心平气静,目瞪口呆。

【预备】 同"韦驮献杵抱球势"。

【功势】 ①左足向左跨,平行当肩宽,两足掌踏实,两膝腘微松;②左右平举手,肘腕须蓄劲;③相合两掌心,五指向外并;④屈肘渐内收,环拱指对胸,中指平喉结,相平肩腕肘。

【时间】 每次3~30 min,初练时每次3 min,1周后每周递增1~2 min。

3. 摘星换斗势

【原文】 单手高举,掌须下复,目注两掌,吸气不(慢)呼,鼻息调匀,用力收回。左右同之。

【预备】 同"韦驮献杵抱球势"。

【功势】 ①右足右前移半步,两足形成斜八字,左右距跟隔一拳,随势侧身微右转;②提起右跟屈两膝,重心左移右虚步,左手空拳置腰后,右手钩握垂档前;③右手钩握胸前提,肘略高肩臂垂直,钩手于头右前方,相距头额约一拳;④腕尽屈曲指外旋,沉肩松臂肘内收,目注掌心头偏右,腿有虚实身端正。左右交替,功势相同。

【时间】 每次左右各 2～10 min,初练时,每次 2 min,1 周后每周递增 1 min。

4. 倒拽九牛尾势

【原文】 ①小腹运气空松,前跪后腿伸直,两目观拳,两膀用力;②两腿后伸前屈,小腹运气空松,用力在于两膀,观拳须注双瞳。

【预备】 同"韦驮献杵抱球势"。

【功势】 ①右足前跨成弓步,上身正直微下沉,右腿屈膝齐足尖,左腿后伸成箭步;②两手握拳前后伸,拳心向上肘微屈,前拳高举不过眉,后拳离臀约 4 寸;③前拳外旋肘平膝,后拳内旋肘伸直,一前一后螺旋劲,双目观拳肩端平。左右交替,功势相同。

【时间】 每次左右各 2～10 min,初练时,每次 2 min,1 周后每周递增 1 min。

(二) 少林内功选要

相传少林内功姿势达 10 余套,在此介绍其中 5 套功法。

1. 伸臂撑掌——基本裆势(站裆势)

【预备】 同"韦驮献杵抱球势"。

【功势】 ①左足向左跨一步,两足平行宽于肩,足尖略收内八字,足趾着地腿实力;②两手后伸肘臂直,两腕背屈指伸平,掌心向地做按压,四指并拢拇外展;③肩胛内收胸微挺,后臀收蓄腹微含。两目平视头端平,呼吸随意神贯注。

【时间】 每次 3～10 min,初练时每次 3 min,1 周后每次递增 1 min。

2. 前推八匹马势

【预备】 同"韦驮献杵抱球势"。

【功势】 ①左足向左跨一步,两足平行宽于肩,足尖略收内八字,足趾着地腿实力;②屈肘直掌护两胁,掌心相对指并拢;③两臂运力渐前推,肩腕指端全蓄劲;④拇指上翘臂伸直,缓慢屈肘回两胁;⑤直掌下按为俯掌,伸臂紧腿同站裆。

【时间】 每次 3～5 遍。初练时每次 3 遍,1 周后每周递增 1 遍。

3. 倒拉九头牛势

【预备】 同"韦驮献杵抱球势"。

【功势】 ①左足向左跨一步,两足平行宽于肩,足尖略收内八字,足趾着地腿实力;②屈肘直掌护两胁,掌心相对指并拢;③两臂运力渐前推,同时前臂渐内旋,肩臂指掌成直线,手臂伸尽掌外翻,虎口向下朝向前,四指并拢拇外展;④五指向内屈曲收,由掌化拳如握物,劲注掌心腕外旋,屈肘收拳回两胁;⑤反拳为掌向下按,伸臂紧腿同站裆。

【时间】 每次 3～5 遍。初练时每次 3 遍,1 周后每周递增 1 遍。

4. 凤凰展翅势

【预备】 同"韦驮献杵抱球势"。

【功势】 ①左足向左跨一步,两足平行宽于肩,足尖略收内八字,足趾着地腿实力;②两手屈肘提上行,立掌交叉于胸前,掌心向外指朝上,两掌相交于腕部;③立掌翻化为俯掌,两臂运动左右分,腕欲屈曲蓄劲力,四指并拢拇外展;④两拳旋腕肘屈曲,蓄劲着力渐内收,掌心相对于胸前,两腕交叉成立掌;⑤立掌下按化俯掌,伸臂紧腿同站裆。

【时间】 每次 3～5 遍。初练时每次 3 遍,1 周后每周递增 1 遍。

5. 霸王举鼎势

【预备】 同"韦驮献杵抱球势"。

【功势】 ①左足向左跨一步,两足平行宽于肩,足尖略收内八字,足趾着地腿实力；②屈肘仰掌于两腰,两掌缓托过胸部,两腕外旋指相对,四指并拢拇外展；③犹举重物肘挺直,两膝蓄劲且稳实；④旋腕翻掌指朝上,掌心向面拇外展,蓄劲渐下分两旁,收回护腰成仰掌；⑤仰掌下按化俯掌,伸臂紧腿同站势。

【时间】 每次 3～5 遍。初练时每次 3 遍,1 周后每周递增 1 遍。

第五章 探究手法新释

据史料考证,始于人本能的安抚行为是手法技巧动作的萌芽状态,通过漫长历史发展和生活实践,我们祖先逐步从无意识手的动作行为演变为有意识的手法技巧动作,后经无数前辈不断整理总结手法技巧动作而形成既有技巧动作,又有内涵功力的手法技能(图5-1)。

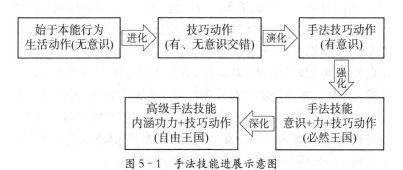

图5-1 手法技能进展示意图

保健推拿以手法技能为本,从事保健推拿必须正确领会、刻苦训练和熟练掌握推拿手法技能基本功。

运用阴阳学说整体观和辩证法的理论思想,并遵奉中医推拿宗师朱春霆先生的"手法以柔和为贵""审证求因,因人而治,因病而治,因部位而治""循经络,推穴位"等论观,解读手法技能的完整结构,诠释手法技能总体原则,手法操作技能柔刚准则,手法实践应用应变法则等,对于手法技能完整结构、总体原则、分类规范等见解如下。

一、手法技能概念结构

人们普遍认为推拿手法泛指"用以刺激经络穴位进行防治疾病的、有一定规范和特定技术要求的各种技巧动作"。事实表明,推拿手法仅偏重于技巧动作而忽视其内涵功力的诠释尚欠全面。笔者明确提出手法技能中含有客观存在的内涵功力,特别是气和力运转机制的观点,突破了推拿手法的传统概念和原有含义。因此,用广义的推拿手法技能取代通常被解释为技巧动作的狭义推拿手法,可以使原来的推拿手法概念更趋于完整、合理和确切。由意识、技巧动作和力三者组合形成完整统一的手法技能。

在推拿手法技能中,内涵的功力和外在的技巧动作有着相互依存、相互转化的内外表里柔刚辩证统一关系,也充分体现手法技能的统一性和完整性。实践表明,只有规范化的手法技巧动作才能在手法操作过程中充分发挥出手法内涵的功力,也只有具备一定内涵功力的规范化的技巧动作,方能在手法实践中产生一定的功效。手法技能内涵功力和外在技巧动作的完整性和统一性,显示了中国传统推拿有别于西洋按摩所具有的特异性和技能优势,也是迄今为止,任何器械设备(如按摩椅、按摩床)还不能完全取代人为的手法技能、产生实践功效的关键所在。

《医宗金鉴·正骨心法要旨》载述:"机触于外,巧生于内,手随心转,法从手出",揭示了推拿手法技能的外在技巧动作是由内涵意识支配的这一因果关系,包括内涵的意、气、神和力的因素,这种手法内涵功力有别于通常物理学机械力,仅以用其名称而已。

从中医学整体观念出发,推拿手法技能应该是意识、技巧动作和力运转相济,密切结合的有机整体。换言之,是由气和力运转意识支配的刚柔相济之力,通过规范化的技巧动作,在操作过程中构成柔和、稳定、持续、有力、深透的手法技能。

二、手法技能总体原则

朱春霆先生曾提出训练有素的"推拿手法操作必须具备持久、有力、均匀、柔和 4 个要素"和"手法柔和深透、柔中寓刚、刚柔相济,以柔和为贵"。据此精辟论点,秉持手法基本技能的刚柔相济、柔中有刚、刚中有柔、柔和当先、刚透其中的辩证关系,整理归纳推拿手法技能总体要素为:柔和、稳实、持续、深透,也是务必遵循的手法技能总体原则。

(一)柔和

保健推拿历来认为"法之所施,使患者不知其苦,方称为手法也",强调"手法以柔和为贵"。注重手法技能的柔和、细腻、灵活、轻巧,包括技巧动作和内涵的功力两个方面。手法技能的柔和是使人"不知其苦"的首要条件。柔和是指手法轻柔和缓,"柔以致气,以柔克刚",要达到手法柔和而不轻浮无力,关键在于心明手巧,以巧取胜,自然协调,力省功大。

实践表明,柔和是手法技能基本准则之关键。柔和的手法可产生松弛、舒适的感觉效应。柔和的手法刺激更能迎合客体生理学原则和心理学、病理学的需求,可以增加手法作用力的深透程度和有效范围。富有艺术魅力的柔和手法,更可以充分发挥手法的最大效能,产生良好的客观形象和实践功效。

(二)稳实

推拿手法技能注重技巧动作的平稳、节律,内涵功力的扎实、刚劲,这是手法技能产生具有一定深透性的刺激强度的有效保证。技巧动作的平稳、节律是指手法动作的频率、幅度和手法用力强度应保持相对均匀,富有节奏性,不可时快时慢,时大时小,时轻时重;内涵功力的扎实、刚劲是指手法用力的强度应以柔和为先导,手法刺激产生一定的感应为度。切忌强求手法刺激感应而使用突发僵硬暴力或使用滞劲蛮力，以免产生不良反应和严重后果。

（三）持续

推拿手法技能刺激客体所产生的有效作用，是通过量的不断积累转化，也就是由量变到质变的过程。手法刺激量的积累是以手法操作时间的持久和操作规程的连续为基本点。所以，必须具备足够的手法耐久力，保持手法技巧动作持久性、连贯性，这是积累手法刺激量的必要过程。只有手法的技巧动作和内涵功力逐渐深透并发生由量的积累而成质的突变，才能产生手法的功效。

（四）深透

推拿手法技能刺激作用通过气和力的传递效应和运转机制，由表及里、由近及远地深入透彻，产生酸、胀、热、重、麻等感应和效能。其程度、范围形成点、线、面、体的纵横交织与远近扩散，或局部深透，或循经深透，"为透筋脉直达其所"，可达到触及筋肉骨脉乃至脏腑之所。手法刺激的深透是手法刺激量积累的必然结果和手法技能平稳、扎实的充分体现，直接影响手法实践功效。

综上所述，柔和、稳实、持续、深透是手法技能相辅相成、密切相关、相互渗透、相得益彰的完整总体。通过内外协调，表里结合，刚柔依存，质量转化，紧密交织的辩证统一关系网络，形成刚柔相济的推拿手法技能。手法技能总体原则是检验手法技巧动作和内涵功力熟练灵巧、稳柔劲实熟练程度的客观标准和手法技能考核评定的理论依据。

三、手法技能分类规范

手法技能是由前期阶段的基本技能和后期阶段的操作技能组成的。通常所说的手法，主要是指手法前期的基本技能部分，是手法技能的基础。也有相当一部分手法是指具体的操作方法，是手法后期的操作技能部分,也是手法实践应用的基础。手法基本技能包括手法的动作形态、技巧结构、力学性质及其分化、演变、复合;手法操作技能包括手法的优化选择、复式合成、把握度量、规范流程。

中国传统推拿手法种类丰富、技能精粹,是我们先人的智慧结晶和前辈的经验总结,在盘点手法种类中也一度出现一法多名、一名多法的状况,现在大多根据手法动作形态和手法用力方式进行分类规范。

手法分类规范旨在剖析手法技能的本质,研究手法技能的基本原理、基本概念与基本规律。手法分类规范必须摒除门户之见、流派之别,遵循整体观念,尊重传统历史,密切结合手法实践,合理归纳科学规范。

应该指出,手法分类从无有过所谓以治疗和保健区分,也不应该因手法实践应用不同而区分手法的名称,必须因人、因病、因部位而应用不同的手法及其相宜的强度和量。

根据手法技巧动作的基本原理与基本规律,运用运动生物力学基本理论与方法,理顺手法形态、性质、应用及其类同相似、演变从属关系,手法基本技能可分为基本手法、演变手法、运动手法和复合手法。

(一) 基本手法

基本手法是推拿常用手法的主体与核心,由集中代表手法共性的推、一指禅推、拿、按、摩、擦六大手法组成。这些手法在实践应用中占有主导地位。通过演变其手法着力点和用力方式,可以分化出多种同类系列手法。其中推、拿、按、摩四大法是手法之母,被公认为推拿主宗大法。据史料载述"推拿一科,发明于黄帝时之岐伯,著书十卷。其手术有四:一曰按,二曰摩,三曰推,四曰拿。"(见黄汉如《黄氏医话》)这四宗大法的力学结构、动作技巧为后世规范推拿手法技能奠定了基础。探析其手法的力学分解原理,不难发现,推、拿和按、摩是颇有特色的两组手法。推法侧重于推动摩擦力,拿法侧重于相对挤压力,按法偏重于单向按压力,摩法偏重于旋动摩擦力。可见,推、摩法有手法运行轨迹的直线往返与圆环盘旋之分;拿、按法则有施力方向相对与相向之别;于是,推、拿、按、摩形成两组相对动静、阴阳柔刚的组合手法。

黄汉如《一指禅推拿说明书》载述:"及梁武帝时,达摩氏以为旧法过简,不敷应症,复从而光大之。""复依人身之穴道,及脏腑筋络,用一指之力,循穴道以去病,名为'一指禅'。"一指禅推法和在一指禅推法基础上发展形成的㨰法是中国推拿手法发展史中颇有影响、富有代表性的流派手法,是先人充分运用运动生物力学的基本原理和人体躯干肢节生理解剖特点密切结合而成的高端手法技能。同其他手法相比,这两宗手法基本技能具有完整的技巧结构,协调的动作复合,稳实的内涵功力,合理的力学性质,因而富有柔和、稳实、持续、深透的性能。特别强调推穴位、走经络,实属中国传统推拿手法的经典和精华。基于一指禅推法和㨰法高难度技巧动作的特殊性,这两宗手法通常作为推拿手法基本技能训练的常规项目,对于推拿手法教学有着举一反三的指导意义。由此可见,将一指禅推法和㨰法列入基本手法范畴则也无可争议的。

(二) 演变手法

演变手法主要是由基本手法分化、延续并相对从属于基本手法的一般手法,通常配合基本手法作为辅佐与补充之用。是基本手法通过长期的实践经验演变而成的。其中有推法衍化的抹、擦等法;拿法衍化的捏、拧等法;按法衍化的点、掐、压等法;摩法衍化的揉、搓、捻等法;一指禅推法衍化的偏锋推、缠、屈指推、虎口推、㨰等法。这些手法在力学性质、技巧动作上的原理和规律,从属于基本手法,只是在手法着力点或用力方式方法上不同而已。演变手法中很多发展成为推拿流派的代表手法,如指针法、指压法、理筋拍打法、点穴法、内功擦法和虎口推法等。

(三) 运动手法

运动手法是帮助客体活动肢节,进行一定限度的旋转、屈伸、牵拉等被动性运动的动作手法。通常配合基本手法作为辅佐关节活动部位运动之用。然而,运动手法的实践功效却有独到之处。对于舒松筋骨脉络、调理脏腑气血,尤其是对整复、牵引、伸展关节和软组织的移位、错缝、痉挛、粘连过程,具有关键性的功效。运动手法的动作幅度、用力强度、用量都必须严格控制在客体的生理、病理所可忍受范围之内,诸如扳、拔、摇、抖等法都属于运动手法之列。

(四) 复合手法

复合手法是由两种及两种以上的手法技巧动作同时结合施行所形成的手法,是基本手法、演变手法和运动手法的组合与发展。其中不少手法是通过长期实践探索成为一门推拿流派的代表手法。复合手法在实践应用中并不局限于两种以上手法功效的综合,还具有手法功力内涵突变的特殊性。复合手法综合了两种以上手法的姿势形态、动作技巧及其力学性质,诸如推按法、推摩法、推揉法、按揉法、提拿法、臂压法、牵抖法和弹拨法等。可以认为,复合手法对于开拓发展推拿手法技能蕴有极大的潜力。

四、手法技能"八法"归属

中医学传统治法有"八法"之说,推拿手法技能作为外路调理经络脏腑,同中医八法中的汗、和、清、温、消、补六法关系甚密。

有人根据推拿专业的特点,引申变通中医治疗八法,提出以推拿手法的性质、强度、量并结合部位而定的"温、通、补、泻(下)、汗、和、散(消)、清"的推拿基本八法(见俞大方主编《推拿学》)。其大致内容是在中医八法中除去吐法,补上通法,保留中医八法的基本内容。经云:"按之则热气至,热气至则痛止",认定了手法的"温",如摩法、擦法;经云:"形数惊恐,经络不通,病生于不仁,治之以按摩醪药",认定了手法的"通",如按法、拿法、掐法;经云:"按摩勿释,着针勿斥,移气于不足,神气乃得复",认定了手法的"补",如推法、摩法、揉法;经云:"气盛则泻之,虚则补之",经络穴位中常有补泻双向的功效,推拿手法素有"轻则为补,重则为泻"之说。据此推理,既认定了手法的"补",也认定了手法的"泻",如按法、点法、拨法;经云:"其有邪者,渍形以为汗,邪可随汗解""邪在皮毛者,汗而发之",金代名医张从正已将推拿列为汗法,认定了手法的"汗",如按法、拿法;经云:"察阴阳所在而调之,以平为期","调""和"同义,认定了手法的"和",如一指禅推法、擦法;经云:"坚者消之,结者散之",认定了手法的"散",如推法、擦法;经云:"热者清之",推拿调理脏腑经脉常有清浊疏热,认定了手法的"清",如按法、摩法。经络足道手法之所以梳理经络、温通气血、调理脏腑,也可归纳于上述基本八法。

第六章　规范基本技能

　　相关传统推拿手法的技能规范名称分类历来有着争议，对此，提出梳理框架，特别是诠释基本技能的标准规范可以作为规范行业技能标准、教学实训和技能督导应用依据。只要认真领会、刻苦训练、反复实践，推拿手法技能完全可以由生趋熟，熟而生巧，乃至得心应手，运用自如。

　　基本技能是推拿手法技能的前期、基础部分。根据手法的技巧动作及其力学性质的基本规律，常用推拿手法大致可归纳为推、一指禅推、拿、按、摩、擦、振、击、扳、拔、摇 11 种手法。手法基本技能标准规范注重于动作定义、技巧要领、结构剖析、分化演变和复合运用。

　　下述手法基本技能中所展示的手法示意插图，均选自笔者在1992 年央视拍摄发行的电视教学片《中国保健推拿》截图。

一、推法

　　【动作】　用手指、手掌、虎口部、拳端或肘端着力，在保持一定垂直压力下做定向、节律推动的手法。

　　【结构】　推法是推行于线、连线成面的柔性手法，主要是推动摩擦力。推动频率通常为每分钟 60～80 次。

　　【要领】　沉肩、垂肘、松腕、前臂主动用力，单向持续推行，稳实柔缓、节律均匀。

【分化】 指推法、掌推法、拳推法和肘推法（图 6 - 1）。

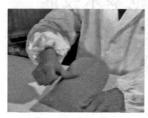
A. 指推法

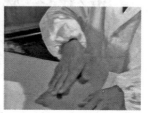
B. 掌推法

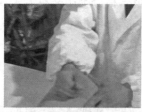
C. 拳推法

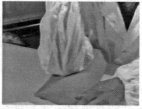
D. 肘推法

图 6 - 1 推法分化示意图

【演变】 抹法、擦法等（图 6 - 2）。

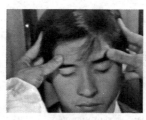
A. 抹法

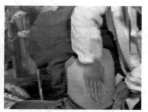
B. 擦法

图 6 - 2 推法演变示意图

【复合】 推按法、推揉法、推摩法、推抹法等。

【注释】 推法适用于全身各部位、各经络，应用范围较广，头面、胸腹部及小儿推拿尤为相宜，具有调理气血、舒筋通络、活血化瘀的作用。

以掌推法、擦法为主要手法的内功推拿学派,强调整体观点,扶正强身,主张客体接受手法操作同时,配合少林内功锻炼,并提出整体常规程序操作模式,实践辨证变通应用。手法轻重因人而异。常规操作从头面至腰,涉及十二经脉、奇经八脉,具有疏通经络、调和气血、荣灌脏腑等功效。

二、一指禅推法

【动作】　沉肩,垂肘,屈腕,虚拳,用拇指指端、指腹或桡侧端着力,以前臂持续、节律的摆动,带动腕部和拇指关节屈伸活动的手法。

【结构】　一指禅推法是点、线结合的柔性手法,主要是由手法持续摆动所产生的按压力。手法摆动幅度以拇指关节屈伸活动角度为准,通常是外方位角 45°～60°,手法摆动的频率为每分钟120～160 次;摆动式往返用力的比例,拇指伸力∶拇指屈力为 3∶1,即"推三回一"。

【要领】　沉肩、垂肘、悬腕、掌虚、指实(图 6-3)。

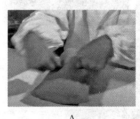 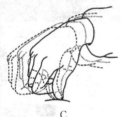

A　　　　　　　　B　　　　　　　　C

图 6-3　一指禅推法示意图

【分化】　一指禅偏锋推法、一指禅罗纹推法、一指禅指锋推法(图 6-4)。

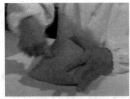

A. 偏锋推法   B. 罗纹推法   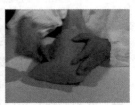 C. 指锋推法

图 6-4 一指禅推法分化示意图

【演变】 缠法、屈拇指推法、虎口推法、滚法等(图 6-5)。

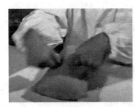 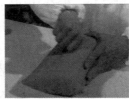 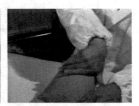

A. 缠法   B. 屈拇指推法   C. 虎口推法之一

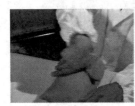 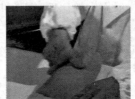 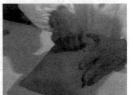

D. 虎口推法之二   E. 虎口推法之三   F. 滚法

图 6-5 一指禅推法演变示意图

【复合】 一指推揉法、一指推摩法等(图 6-6)。

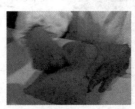 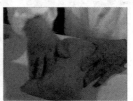

A. 一指推揉法   B. 一指推摩法

图 6-6 一指禅复合示意图

【注释】 一指禅推法适用于全身经络、穴位。一指禅偏锋推法常用于头面、胸胁、腹部，具有调和营卫、舒筋通络的作用；一指禅罗纹推法常用于头面、肩背、胸腹部，具有调理气血、健脾和胃的作用；一指禅指锋推法、缠法常用于颈项部，具有宽喉润咽、活血化瘀的作用；屈拇指推法常用于颈项部和骨缝小关节间，具有祛瘀生新、舒筋通络的作用；㨰法常用于头、肩背、腰骶部和四肢关节，具有解痉祛痛、舒筋活血的作用；一指推揉法、一指推摩法常用于颈项、胸腹和四肢部，具有温通经络、消积导滞的作用。

虎口推法是用拇指、示指边缘连线的虎口部着力，以前臂持续、节律摆动，带动腕部和虎口部，作弧形线往返推动的手法。手法着力点大于拇指，手法动作强度更显柔和、稳实、轻快、灵活。手法操作时，往返用力为“推三回一”“紧推慢移”，着力于线，继而可以缓移成面。屈腕，拇指外展，力求轻快柔和，持续稳实。虎口推法因其虎口弧度拱形更适应全身各部位操作运用，常作为手法操作开局之法，多用于颈项、胸腹、腰背、四肢部，具有调理气血、舒松肌肉的作用。

根据万法归一的法则，一指禅推拿学派通常称一指禅推法为“一指禅”。“一指”是指大拇指，“禅”可解释为静虑、思维修、自我探究之意。静虑是一种思维修养、自我探究的方法。“一指禅”的含义是主客体双方心念集定于拇指之尖和指端所及之处，调匀气息，意念守一，潜心贯注，聚功力内劲于手法。一指禅推拿学派的代表手法是一指禅推法，其主要是以单手或双手的拇指施术操作，故名“一指禅”。一指禅推拿具有三大特点：一是手法柔和深透，柔中寓刚，刚柔相济，强调以柔和为贵，讲究法度，要求意守丹田，气凝指尖，将一指禅功透入肌肤，沿着经络直达病源。二是取穴准确，以指代针，力度集中，因其接触面积小、压强大，加上持续节奏的操作，故对全身各部穴位都能力透。三是注重练功，一练外壮功，锻炼强壮体魄，功法是达摩易筋经，以其达到“缓节柔筋”；

二练手指功,使指力强健,无坚不入,聚精、气、神于指尖,柔能克刚。

一指禅推法通常运用指端称指峰,指端旁侧称偏峰或侧峰,指端推称指峰推,指端旁侧推称偏峰推或侧峰推。朱春霆先生则以书法的名词用之于推拿手法,赋予新意,如"沉肩""垂肘""悬腕""掌虚""指实"源于书法执笔要领,而且一指禅推法手法着力点释述也沿用书法笔锋名称,如中锋行笔则有"中锋罗纹推法"之称,偏锋或侧锋行书,则有"偏锋推法"或"侧锋推法"之名。可见,一指禅推法现有"指峰"和"指锋"之别,前者以解剖学结构惯称,后者则以书法内涵作喻,两者均无大碍,然而,这一提法更显突出手法内涵功力的高度层面,故以回归于"指锋推法"和"偏锋推法"之谓更为合理精确。朱春霆先生又提出一指禅推法的米袋练习"先练中锋罗纹,次练指锋,再练侧锋少商",值得我们重视。

三、拿法

【动作】 手指或指掌相对着力,从体表对称的位置向深部组织进行挤捏提捋,并节律揉滑动作的手法。

【结构】 拿法是点、线、面、体结合的刚性手法,是相对挟持、相向着力,随之提拉滑动,构成立体状的用力形式。

【要领】 沉肩,垂肘,臂柔松,指掌蓄劲,用力柔韧、均匀,动作缓和连贯,由轻渐重,持续节律(图6-7)。

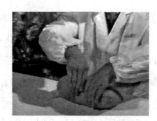

图6-7 拿法示意图

【分化】 三指拿法、五指拿法、指掌拿法(图6-8)。

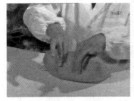
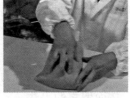
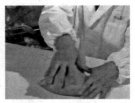

A. 三指拿法　　　　　B. 五指拿法　　　　　C. 指掌拿法

图6-8　拿法分化示意图

【演变】 捏法、弹法等(图6-9)。

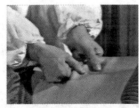

A. 捏法　　　　　B. 弹法

图6-9　拿法演变示意图

【复合】 捏揉法、提拿法(图6-10)。

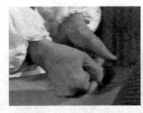
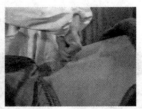

A. 捏揉法　　　　　B. 提拿法

图6-10　拿法复合示意图

【注释】 拿法适用于全身肌肉筋腱部位和穴位。五指拿法、指掌拿法是内功推拿学派常用于头部的常规手法,适用于肌肉丰厚的肩袖、胸背、四肢部;捏法、捏脊法、捏揉法常用于腰背、胸腹部和小儿推拿,具有强身养生之功;弹法、提拿法适用于颈项、肩背、胸部肌肉和浅表肌腱。前辈称肩井穴为大关津,常以提拿肩井开膈理气、疏通筋脉作为结束操作的收功手法。

四、按法

【动作】 用手指、手掌、拳端或肘端着力,沿体表向浅、深部组织施行按压,逐渐用力,按而留之的手法。

【结构】 按法是点、面结合的刚性手法,主要是按压力。

【要领】 沉肩,垂肘,臂腕柔松,指掌蓄劲,用力柔缓,旋动节律。

【分化】 指按法、掌按法、肘按法等(图 6 - 11)。

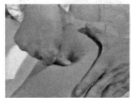 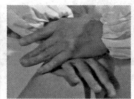 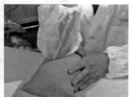

A. 指按法　　　　　　B. 掌按法　　　　　　C. 肘按法

图 6 - 11　按法示意图

【演变】 点法、掐法、压法等(图 6 - 12、图 6 - 13)。

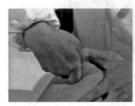 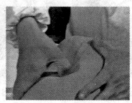 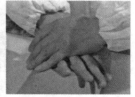

A. 点法　　　　　　B. 掐法　　　　　　C. 压法

图 6 - 12　按法演变示意图

【复合】 按揉法、按摩法、指拨法和臂压法（详见本书 232 页）等。

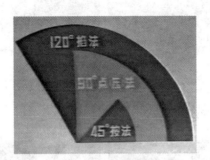

图 6-13 按、点（压）、掐法的着力角区别

【注释】 按法适用于全身各穴位和部位。指按法、指压法常用于穴位，肘按法、掌按法、肘压法、臂压法适用于肌肉丰厚的部位，具有舒筋通络、活血蠲痹的作用；点法适用于肌肉较薄的骨缝处及腰臀部，具有开通闭塞、解痉镇痛作用；掐法多用于切刺穴位，也用于小儿推拿，具有开窍醒脑、解痉镇惊的作用；踩法，古称"踩跷"，借用自身体重以足代手，仅用于腰臀、大腿部；指拨法适用于肌筋组织及感触有"筋结"的部位，具有解痉镇痛、剥离粘连的作用。

五、摩法

【动作】 用手指或手掌平伏着力，在保持一定垂直压力下进行节律柔和盘旋摩动的手法。

【结构】 摩法是着力于面的柔性手法，偏重于摩擦力。

【要领】 沉肩，垂肘，松腕，前臂主动用力，指掌蓄劲，柔和稳实，连贯灵活。

【分化】 指摩法、掌摩法（图 6-14）。

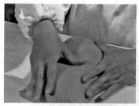

A. 指摩法   B. 掌摩法

图 6-14　摩法分化示意图

【演变】　揉法、搓法、捻法(图 6-15)。

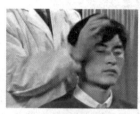

A. 揉法之一   B. 揉法之二

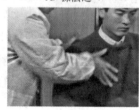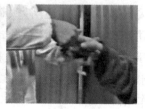

C. 搓法   D. 捻法

图 6-15　摩法演变示意图

【复合】　揉摩法、揉捏法等。

【注释】　摩法适用于全身各部位。指摩法适用于头面部和小儿推拿;掌摩法、揉摩法多用于脘腹部和肿痛部位,具有温通气血、消积导滞的作用。揉摩脘腹部操作中手法压力应有轻重缓急之分,通常是往下往内向用力稳实,往上往外向用力轻柔;搓法常用于肩、胸胁和四肢部,是作为结束操作的收功手法;捻法用于耳郭、手指和足趾;揉捏法多用于腰背、四肢部,以上手法具有舒筋活络、通利关节的作用。

六、𢭃法

【动作】 掌指关节略为屈曲,用手掌背近小指侧鱼际部位往返交替着力,通过前臂主动节律旋转和腕关节持续协调屈伸而复合成滚动的手法。

【结构】 𢭃法是柔性手法,主要是由手法滚动所产生的按压力,还有部分滚动摩擦力。手法滚动过程中,充分施展腕部技巧,腕部屈伸幅度近似90°角,滚动频率为每分钟120～140次,滚动时用力相对均衡,往返比例,腕屈外旋:腕伸内旋为3:1,称"滚三回一"。手法操作时,可在稳定基础上做缓慢移动,即"紧滚慢移"。

【要领】 沉肩,伸臂,屈肘,松腕,并尽量屈伸,使手法着力的掌背大部分位紧贴吸定,用力稳实均匀,动作柔和协调(图6-16)。

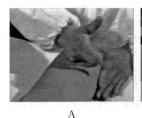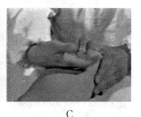

A   B   C

图6-16 𢭃法示意图

【注释】 𢭃法适用于颈项、肩背、腰臀、四肢等肌肉丰厚部位,具有舒筋通络、消劳除累、祛瘀生新、滑利关节等作用。𢭃法操作方式是"以手掌背部近小指侧部分于治疗部位上,作为运用压力的着力点,掌指关节略为屈曲,依靠腕关节的屈伸动作,使手掌背部在治疗部位上持续不断地来回运动。""在进行这种手法操作时,有一半以上的掌背部接触在人体体表上,所以它不但刺激力量强,而且刺激面积也较大,这就是法的操作所具有的特点""就易于使刺激渗透到肌肉深层而直接作用于患病部位"。操作要点是"腕关节屈伸幅度要大,手掌背部近小指侧部分要紧贴于治疗部位上,不宜移动、顶压或跳动,压力要均匀,不宜时轻时重"(引自丁季峰《滚法推拿》)。

据载,以滚法为主要手法的滚法推拿学派,源于一指禅推拿,丁季峰先生在祖传师承一指禅推拿基础上,创新独白,始立滚法,故业内称之为丁氏滚法。滚法推拿改革与突破了一指推法的手法基本技能,演变一指禅推法的手法着力点,充分发挥腕部关节屈曲和前臂肢节旋转的功能复合和协调作用,是由点、线状,延伸成面状的手法操作,增大了手法技能中动作相对稳定均衡,功力相对深透宽广;扩大了手法技能有效感应范围,提高了手法技能的实践应用功效。滚法具有稳实的深透性,又富有一定的柔软性,手法操作左右同时配合,也就是一手做滚法,另一手或滚或扳,这样复式操作强化了手法操作的复合技能及其功效。

七、振法

【动作】 用手指或手掌着力按压或扶持,做节律、快速、小幅度颤抖动作,使之产生振颤波动的手法。

【结构】 振法是着力于点、面的柔性手法,表现为上肢肌肉静止收缩,产生较高频率的振颤动作与节律的振动力,频率为每分钟300 次左右。

【要领】 呼吸自然,形正体松,气沉丹田,意念控制,心神贯注,功力集中(图 6 - 17)。

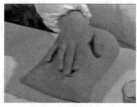
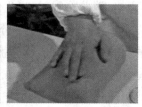

A   B

图 6 - 17   振法示意图

【演变】 抖法（图6-18）。

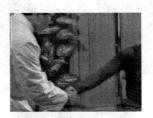

图6-18　抖法示意图

【复合】 提颤法。

【注释】 振法又称"震颤法"，适用于全身各部位与穴位，头面、胸腹、腰背部更为相宜，具有醒脑明目、补中益气的作用。抖法适用于四肢、腰骶部，以上肢为多用，常配合搓法作为结束操作的收功手法，利于关节舒通。提颤法适用于颈项、四肢部，具有活血化瘀、分离粘连的作用。振法操作时务必肩部放松、肘关节微屈，并运气化力，持续震颤，使气力集中于指端或掌面，并伴随上肢抖动，尽以外观安静，内在颤动。

笔者曾蒙受杨远景师兄私授家传振颤法，并指导发功运作和手法操作，得益匪浅。

八、击法

【动作】 用手指、手掌或拳着力，施行节律拍打，叩捶动作的手法。

【结构】 击法是着力于点、线、面的刚性手法，主要是拍击力。

【要领】 沉肩，垂肘，腕力松柔蓄劲，动作平稳明快。

【分化】 指击法、弹击法、掌击法、拳击法（图6-19）。

【演变】 击振法、棒击法。

【注释】 击法适用于全身各部位、穴位。具有消劳除烦、化瘀散结、震通气血的作用；棒击法是传统以棒具击打取代手法操作的方法，适用于肩背、颈、腰、骶椎、腿臀等部，具有祛瘀生新、活血通脉的作用。

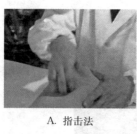

| A. 指击法 | B. 弹击法 |

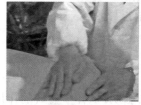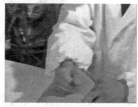

| C. 掌击法 | D. 拳击法 |

图 6 - 19　击法分化示意图

九、扳法

【动作】　用两手指掌着力扶持关节活动部位的两端,做背向或相向伸展或旋转扳动的手法。

【结构】　扳法是着力于面、扳动成体的刚性手法,主要是牵拉力。

【要领】　沉肩,微屈肘,指掌蓄劲,腰和手臂主动用力,带动腕掌,动作果断协调,幅度控制适当(图 6 - 20)。

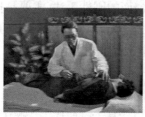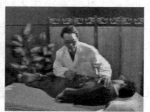

| A | B |

图 6 - 20　扳法示意图

【分化】 旋转扳法、斜扳法、伸展扳法、屈伸扳法(图 6-21)。

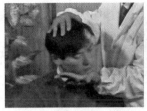 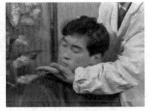

A. 旋转扳法之一 B. 旋转扳法之二

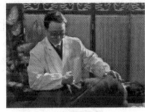 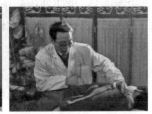

C. 斜扳法之一 D. 斜扳法之二

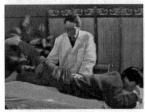 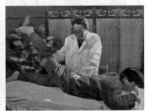

E. 伸展扳法之一 F. 伸展扳法之二

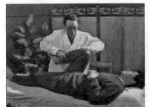 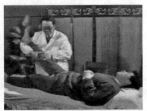

G. 屈伸扳法之一 H. 屈伸扳法之二

图 6-21 扳法分化示意图

【复合】 扳抖法。

【注释】 扳法适用于脊柱和四肢关节。旋转扳法、斜扳法适用于颈、腰椎;伸展扳法适用于颈、胸、腰椎、肩部;屈伸扳法适用于肘、腕、髋、膝、踝部。以上手法均具有理顺筋骨、整复错位、松解粘连、滑利关节的作用。

十、拔法

【动作】 用两手指掌着力扶持关节活动部位的两端或一端,做背向或相向牵拉、拔伸动作的手法。

【结构】 拔法是着力于面,进行牵拉、拔伸成体的刚性手法,主要是牵拉力。

【要领】 沉肩,微屈肘,指掌蓄劲,腰和手臂主动用力,带动腕掌,动作果断协调,幅度控制适当(图6-22)。

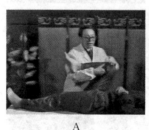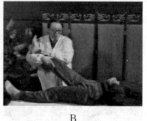

A   B

图6-22 拔法示意图

【演变】 背法、勒法(图6-23)。

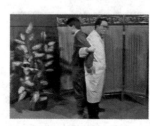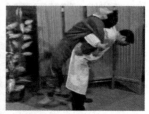

A   B

图6-23 背法示意图

【复合】 拔扳法、牵抖法。

【注释】 拔法适用于脊柱和四肢关节。背法,主客体相背紧靠而立,两足分开同肩宽,用两臂挽持客体肘弯部,继而弯腰、屈膝并以臀部着力,做伸膝、挺臀、摇晃的系列动作,称背法。手法操作时,客体下肢离地,肢体松弛,腰骶部受牵拉拔伸,使椎间关节间隙拉开,可闻及弹响声。背法适用于胸、腰椎;勒法适用于指、趾关节;拔扳法适用于腕、踝部;牵抖法适用于腰椎。以上手法均具有解痉镇痛、纠正错位、松解嵌顿、理顺筋骨的作用。

十一、摇法

【动作】 用两手指掌着力扶持关节活动部位的一端或两端,做关节被动环旋运动的手法。

【结构】 摇法是着力于面、摇动成体的柔性手法,主要是牵拉力。

【要领】 沉肩,微屈肘,指掌蓄劲,腰和手臂主动用力,带动腕掌,动作果断协调,幅度控制适当(图6-24)。

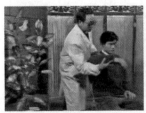
A. 摇法(托肘)之一

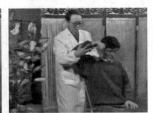
B. 摇法(托肘)之二

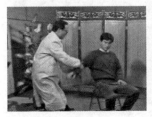
C. 摇法(环转)之一

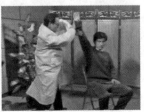
D. 摇法(环转)之二

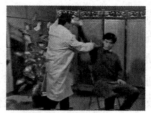

E. 摇法（环转）之三

图 6 - 24　摇法示意图

【复合】　摇扳法、摇拔法。

【注释】　摇法适用于颈、腰椎和四肢关节；摇扳法适用于踝关节；摇拔法适用于腕关节。具有滑利关节、分离粘连、祛瘀生新的作用。

第七章　整合技能实体

手法操作技能是推拿手法技能后期部分,也是手法实践应用的基础。主要诠释手法的优化选择、复式合成、把握度量、规范流程。着重于手法操作过程中自觉培养运气化力意识、技巧动作整体规范组合和内涵功力柔刚辨证运用。

一、自觉培养运气化力意识

手法操作过程中意识、技巧动作和力有机结合运用,充分体现手法技能整体观念,领会和掌握运气意识及其同技巧动作和力之间的配合协调,是一个自觉培养和反复探索的过程。

在手法操作过程中,保持形体端正、呼吸自然、心神贯注,从身、息、心三方面为造就、促进运气意识提供和谐的内环境。运气意识就是运用意念控制与调动自身内在气的运动,使自身练养的内气由少腹丹田上行贯注于臂、掌、指,转化为柔劲,即功力。这种由意识、意念支配的运气化力的运转机制,必然有一个自觉练养的过程。关于内在意念控制调动自身内在气的运动涉及模糊概念的范畴,众说纷纭难以规范,而且易入玄途,故不宜究根结底纠缠不休。可以认为推拿练功和手法基本技能训练就是自觉练养自身精、气、神和不断领悟运气化力意识、意念的基础训练。手法操作技能训练是进一步增强与深化运气意识的自觉练养,通过手法技巧动作和力的密切结合传感自身练养的内气。实践表明，只有经过刻苦练养自身内气，才能逐步趋于不自主地运气化力。手法技巧动作是由意识控制、支配，手法用力是由意念调动、运转，意识、意念是内气运行的先导。只有强化运气意识的自觉练养，促进气和力的运转，才能确保手法技能具有一定的功力，这也是中医学推拿前辈常说的"心到、意到、气到、力到"。

应该指出，基础功法训练同自觉培养运气化力意识是一脉相承的。基础功法是造就自身充沛的精气神，进而为自觉练养运气化力奠定基础，所以自觉培养运气化力意识，就必先进行基础功法的刻苦训练。

二、手法技巧整体规范组合

手法操作过程是手法技巧动作的点、线、面、体综合汇集，与相关的经络穴位、经脉节段和经筋皮部密切联系，主次分明，全面应合。先因人、因病、因部位的不同，选择相宜性能、相宜着力点的手法，再采用不同的或相同的手法基本技能先后交替、连续衔接和协调配合的组合过程，就是各种手法技巧动作的合成过程。

手法技巧动作规范组合，主要是手法技能的复合技巧和复式操作，强调技巧善变，动作灵活。通常根据不同的对象、体质、病证，并结合病变范围和操作部位的解剖学特点，选择相宜的手法群。在通常操作规程中，同一部位交替、连续施行类同的或不同性能的手法，保持衔接的紧凑性。力求双手手法操作技巧动作的整体协调，也就是手法操作时双手齐下、左右开弓，或相同手法操作，或不同手法操作，如㨰法操作同时配合扳、抖、摇、拿、捏等手法（有的称为被动动作），既能提高手法操作效率，又可增强手法感应效能。柔性手法与刚性手法同时配合操作，可以缓冲刚性手法所产生的强刺激痛楚反应，也可以增大柔刚手法相互应合的效应。如按、拿法操作同时配合揉、摩、虎口推等法，这种常用的复式操作法,往往就是手法操作实践中形成的特色手法处方,同复合手法一样具有广阔的前景,对于发展推拿手法学具有一定的价值和意义。

长期实践表明,在手法操作过程中同步配合身躯形体和足部步势的肢体动作,是手法操作整体规范的重要组合内容,也就是在手法操作过程中显示手足互动,形体协调,或蹲马步、或弓箭步、或丁字步等步势。这样从整体上突显手法操作过程柔刚相济、优美生动的形象,可以进一步完善、激发推拿手法技能中精、气、神同手法技巧动作的整体协调,具有增强手法技能的功效。

三、手法功力柔刚辨证运用

手法功力基于身心合一,气息相宜,以气行手,运气化力。在实践应用中,手法功力潜在形神三调、摩指擦掌:形正体松、含胸拔背(调身);呼吸调匀、气沉丹田(调息);心神怡宁、意念贯一(调心);两手相合,摩指擦掌(摩手)。手法功力体现的相宜手法强度,是以其产生的酸、胀、热、重、麻及轻微的痛楚等感应程度为准。通常,根据不同的对象、体质、病证和操作部位等特点,运用相宜的手法强度。一般情况下老、幼、虚、弱者、强身养生、消除疲劳、延缓衰老等保健推拿,宜用柔法调理,手法强度刚柔相济。针对非实质性痛证,宜用刚法治理,手法强度先柔后刚、刚中有柔。在手法操作过程中,随着手法种类的选择、技巧合成等变化,从总体上保持手法强度的动态平衡。在机体生理、病理所耐受的范围之内,手法强度的递增进度,宜由轻渐重、由小渐大。

手法功力遵循“刚柔相济、以柔和为贵”和柔→刚→柔交替结合的手法操作准则。同一部位交替施行不同性能的手法操作,两个相近部位同时施行不同性能或相同性能的手法操作,必须遵循柔→刚→柔原则,并以手法操作时间或操作次数作为累计手法用量的标准。随着手法用量的累积,导致手法刺激发生质的变化而产生近期和远期的功效。根据不同的体质、证候、年龄、对象,把握不同的手法强度和手法用量。手法强度较小的柔性手法，如揉、摩法，宜以时间累计，每次用时 2～5 min；手法强度较大的刚性手法，如拿、点、掐法，应限于最低的手法感应和生理、病理所耐受的范围，宜以次数累计，每次用量 2～3 次。老、幼、虚、弱者的累积手法用量均不宜过度。若干次数之间应有适当的间歇期，以克服机体因过久手法操作所产生的某些痛楚反应和耐受性功效疲沓现象，有利于保健功效的进一步提高。

手法内涵功力有着物理学力学原理，表现在不同手法力的强度作用于肌肤体表所产生不同的效应。手法作用力的深浅、强弱程度，同手法力度、着力点和受力方式关系密切。掌握手法强度的大小，除直接控制手法用力的方式、手法力度和动作幅度外，还可以通过变换手法着力点的接触面积和杠杆作用等方法进行调节。通常，手法强度同手法着力点的接触面积成反比。一般说来，使用摩擦力、振颤力等柔性手法，其手法强度小于使用按压力、牵拉力、拍击力、重力的刚性手法；运动关节的扳、拔、摇、背等手法，其手法强度同动作幅度成正比。某些瞬间暴发超越一定限度的手法动作幅度，就有较大的手法强度。在手法实践中常运用瞬间暴发力的按、扳、拔等手法整复关节错位、滑膜嵌顿，产生一定的手法功效。为此，强调指出以腰为主宰瞬间暴发的手法内涵功力必须柔刚辨证运用，以免产生不良后果。

第八章　延续一指禅法

笔者在 60 年来医疗保健和教学实践中深入探究手法技能,萌创虎口推法、衍化丁氏㨰法、融合内功功法,进而拓展中国保健推拿,逐步形成一支具有虎口推拿特色的一指禅推拿学派新脉络。

一、萌创虎口推法

复旦大学附属华山医院中医科老主任沈自尹院士曾要求从事科研行为必须"认定目标、孜孜以求、循序探索、长期积累、拓展知识、见机联想、归纳演绎、提炼升华、寻求突破、不断创新",并指出其中见机联想是善于捕捉灵感,只有勤于思索、反复琢磨,才能提炼出富有哲理的方法论原则(图 8-1)。

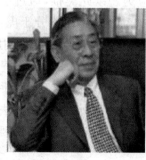

A　　　　　　　　　B

图 8-1　沈自尹院士和他在《肾虚与科学》著作扉页上为本人签名手迹

推拿以手法为本,笔者在一生从事的手法实践中,传承前辈推拿手法技能,恪守勤求师训博采众长,吸取精粹着重内涵,而且善于思考琢磨,袭承一指禅推法动作要领萌创虎口推法。也就是说,虎口推法是在师承一指禅推拿手法技能基础上,通过长期的医疗保健实践不断揣摩探索研究,成为一项擅长的独特手法技能。1992年央视摄制的《中国保健推拿》率先提出并讲述虎口推法的基本概念和技巧动作,后在《实用推拿保健学》《实用中国保健推拿》等专著进行详述。

整理诠释虎口推法的概念,是在一指禅推法基础上演变手法着力点而形成的一种推法,因用拇指、示指边缘连线的虎口部着力,故定名为虎口推法。手法操作时,屈腕、拇指外展,以前臂持续、节律摆动,带动腕部和虎口部,做弧形线往返推动,往返用力为"推三回一""紧推慢移",着力于线,继而可以缓移成面,力求轻快柔和、持续稳实。可见,虎口推法是衍化、变更一指禅推法的手法着力点,在一指禅推法的手法结构力学原理基础上,演变、分化拇示指指掌间虎口部为手法着力点而形成的。

虎口推法沿袭一指禅推法,手法着力点大于拇指而由点状结构衍化为拱形弧状结构。手法着力点虎口部的拱形结构,根据力学原理就是通过拱形一个水平推力把原本由荷载产生的弯矩应力变成压应力或者大部分转化为压应力。以此类推,通过手法往返摆动的虎口推法,其手法压力和推动摩擦力被均分于虎口部,而使手法操作演绎得更为柔和、稳实、灵活、深透,故通常用于手法操作的开局手法,手法应用范围更为广泛,几乎适应全身各部位的操作运用。鉴于手法动作要领类同一指禅推法,而手法操作平稳扎实容易掌握,因此虎口推法也可用作一指禅推法的先期常规手法训练,便于了解、熟悉和掌握一指禅推法手法要领而值得推广。

二、衍化丁氏㨆法

笔者深为敬慕先师丁季峰先生和他开创的㨆法推拿,通过长期揣摩探究认为㨆法基本技能沿袭一指禅推法,具有沉肩、垂肘、松腕的基本要领,改变手法着力点,而充分体现上肢部分的通力协调,并在操作过程中注重前臂主动节律旋转和腕关节持续往返屈伸的默契配合。手法着力于面,其作用范围大于手法着力点所接触的面。手法操作时,形成前臂节律旋滚摆动和腕部持续屈伸的复合旋转运动。

组成㨆法的两者手法运动应该全面覆盖、协调平衡,但丁氏原创的㨆法更侧重于前臂节律旋动,往往忽视腕部持续屈伸协调。故笔者在演绎、衍化丁师㨆法手法操作过程中充分施展腕部屈伸往返近似90°角,并以前臂节律旋转为主动力,以放松腕部关节,这样既可增强手法的功力,使手法具有稳实渗透的强度,又可缓冲手法的刚性,手法感应效果更富有柔软性,其外观柔软似是原位旋转滚球,其滚动轨迹是成弧形往返。同时,适当调节手法操作往返滚动频率,而从每分钟120～140次下调为每分钟85～100次,既可确保手法㨆动作用力产生有效的持续渗透,又可减轻自身手法操作过量而造成过度体力消耗和心脏负担,避免因徒劳的手法操作而伤害自身健康。实践表明,笔者所衍化丁氏㨆法就是衍化手法操作中腕关节屈曲角度和前臂旋动幅度,使㨆法操作更为柔和、稳实、持续、深透。

衍化丁氏㨆法论观和手法演绎且丁师在笔者《实用推拿保健学》序中被充分认可和赏识(图8-2)。

三、融合内功功法

内功推拿是现代中医推拿学重要学术流派,当年笔者曾受教于当代内功推拿学派马万龙大师和马德峰、李锡九等前辈,并常登

第八章　延续一指禅法

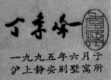

　　范君对于我在祖传一指禅推拿基础上发展创立的㨰法及其学术流派思想深有心悟，颇得真谛。他不但从理论上秉承原密，较为完整、确切释述㨰法的基本技能，而且在手法实践中熟练掌㨰、规范运用㨰法的操作技能。为此，我甚感欣慰。
　　值兹《实用推拿保健学》问世在即，我欣然命笔作序，以示庆贺。愿中国推拿之花盛开于世，为振兴中华、造福人类，作出更大的贡献。

丁季峰

一九九五年六月于
沪上静安别墅寓所

图8-2　恩师丁季峰先生为笔者所著《实用推拿保健学》作序题签墨宝

门求师、聆听教诲、深悟其道。其整体的功法、规范的手法和创意的辅法，先师临诊擅长运用平推、捏拿之类大宗手法，形成整体操作规范模式，并常用棒具击法和油膏介质。笔者在此基础上改良传统的棒具和油膏介质，研制成新颖的保健棒。

　　内功推拿以功法（少林内功）为先导，施以全身手法操作规范模式，强调整体观念，注重扶正强身，善从脾胃论治，配合棒击热敷，以平推法着手，内涵功着力，形成内外相辅，主客相成的优势格局，实乃集手法技能、功法锻炼为一体的现代导引模式。内功推拿要求"以气带力，气贯四肢"，如此气血就随力而行，其功法是以关节拮抗肌肉同时采取强制性静力收缩的运动方式，有效提高肌肉力量和耐久力。

　　几十年来，笔者将内功推拿的学术思想和特色技能传承吸取融入自身，作为指导手法技巧动作整体组合和内涵功力全面练养的重要内容。不但手法技能注重运气化力、刚柔相济，而且配合自身基础功法中腰腿身段、步势裆式、左右开弓、复式操作组成独特的整体操作规范，并将内功推拿整体操作常规作为保健推拿核心技能的主题项目周天通调法模式规范的基础。

四、汇成虎口推拿

　　笔者承袭以一指禅推拿学派为主、融合㨰法推拿和内功推拿学术理念和手法技能教诲训导，并得名师石幼山、吴诚德、魏指薪、陆念祖等中医伤科手法指导，又有全国中医推拿医师进修班的各地推拿名家，如成都郑怀贤、南京朱金山、湖南刘开运等前辈切磋授技，探究并汇集各家前辈手法精华于一身、整合各派技能特长于一体，形成虎口推拿总体格局。

　　归纳起来，虎口推拿手法技能和实践应用的特色经验大致为：其一，手法技能融入传统气功的调身、调心和调息三大元素，提出手法技能实践操作前的准备项目，即"摩手三调"。就是手法操作前必须做到摩手（两手相合，摩指擦掌）、调身（形正体松，含胸拔背）、调心（心神怡宁，意念归一）和调息（呼吸调匀，气沉丹田）。要求从事手法实践，必先调整自身内环境，就像演员一样，投入真情、进入角色，达到精气神融入手法技巧动作，成为完整的手法技能。在手法操作过程中，其内运筹全身精气化为手法功力，其外调动整体筋骨，施展手法技巧动作，构成表里内外协调、形象和谐完美而产生温和舒悦着实的实践功效。其二，擅长以虎口推法开局和收势，手法操作过程秉持以手法柔和稳实为首尾，完善客体舒松感觉而适应逐步增强的手法刺激，并减轻手法刺激所引起的痛楚反应。其三，善于演绎多元素基本技能和全方位操作技能，且以技巧动作整体规范组合和内涵功力柔刚辨证运用见长，充分运用常用的基本手法及其演变、复合，注重手法技能"刚柔相济、以柔和为贵"总体原则和柔→刚→柔交替结合、应变运用的柔刚准则。

　　实践表明，以虎口推法为特色手法的虎口推拿具有清晰的学术源流和传承脉络，并产生一定的社会公认度和影响力。虎口推拿作为中医推拿学术中一支新脉络，在当今中医学术复兴发展新时代，可不拟称为虎口推拿流派，而冠以富有虎口推拿经验特色原创理论和独特技能的名称，似乎更为合理妥当。

第九章　谋求先治未病

未病先防、既病防变和瘥后防复是中医预防思想的重要环节。未病先防，一是强调从整体上养生强身、防御疾病；二是根据疾病的预兆，针对疾病发生的原因率先预防。既病防变乃是及时预防初起的疾病发展和传变，及时应急镇痛，防其深化演变。瘥后防复则是病愈及时促使康复，预防后患。

一、强身养生保健推拿系列

探究传统养生之道，梳理历代养生法术，归纳起来，就是顺应自然的整体观念，扶固正气的内因作用，身心俱健的调养原则，动静结合的方式方法。

作为治未病的强身养生保健推拿涉及范围较广，消除疲劳、延缓衰老、调整体质偏颇、改善亚健康状态则是强身养生保健推拿的核心内容，重点在于消除疲劳、延缓衰老。这里阐述消除疲劳、延缓衰老及其不同群体、不同类别项目保健推拿理论和技能。

（一）消除疲劳

1. **相关疲劳、过度疲劳的理论概述**　疲劳系指精神困倦、肢体懈怠。属于中医学"虚劳"范畴，是人体正常生命活动中一种生理性保护反应和防御功能，被称为是介于健康与疾病之间的"第三种状态""疲劳综合征"。表现为记忆力下降、情绪烦躁不安，甚至恐慌等。可以说,疲劳是人体安全的"信号灯"。过分劳累引起头昏脑涨、精神萎靡、能力减低、思想分散、视物模糊等疲惫困乏状态,称为一般疲劳,即生理性疲劳。经过适当的休息调整、足够的睡眠或足量的摄食,一般可以恢复正常,如不及时消除,势必会积累成为过度疲劳。通常因长期超时、过量、紧张的工作,引起过度劳累、过度消耗、过多焦虑或摄食不足等,将明显减弱机体免疫功能,超越正常生理负荷的过度疲劳如不及时消除,势必会加速机体的衰老过程,或导致疾病的发生,这就是常说的"催人衰老""积劳成疾"。

过度疲劳简称过劳。因体力、心神、眼神、嗓音及房事等过度劳累、过度消耗而引起机体功能或反应能力明显减弱,也就是疲劳由量的积累到质的转变的关键阶段,是疾病发生的预兆。中医学历来认为过劳是致病的重要因素,会引起劳倦内伤。《黄帝内经》载述:"五劳:久视伤血、久卧伤气、久坐伤肉、久立伤骨、久行伤筋,此五久劳所病也。"

过度疲劳大致可分为体力、心神、眼神、嗓音、房事等过度疲劳。

(1)体力过度疲劳:体力过劳是指长期过度耗用体力,包括劳动和运动所积累而成的疲劳。中医学认为,"劳则气耗""劳则喘息汗出,外内皆越,故气耗矣"。体力过劳致气喘、汗出过多,都会损耗精气,引起倦怠乏力、肢节酸痛,久之则气少力衰,神疲消瘦。体力过劳又称物理性疲劳。

(2)心神过度疲劳:心神过度疲劳是指长期过度耗费脑神,包括焦虑、失望、烦恼、抑郁等所积累而成的疲劳。中医学认为,"脾在志为思""心生血""心藏神"。思虑太过、烦恼过甚、紧张过度都会耗伤心血,损伤脾气,引起困乏神倦、头昏脑涨,久之则使心神失养、脾不健运,出现心悸、健忘、失眠、纳差、腹胀、便溏等证。心神过劳又称心理性疲劳。

（3）眼神过度疲劳：眼神过度疲劳是指长期过度耗伤眼神，包括远眺、近视、斜视、弱光视、强光视等积累而成的疲劳。中医学认为，"五脏六腑之精气皆上注于目为精""是以嗜欲不能劳其目"。眼的功能在脏腑关系中尤以与肝相关密切。《灵枢·脉度》指出："肝气通于目，肝和则目能辨五色矣。"《素问·阴阳应象大论》载述："肝主目。"久视则劳于精气而伤血，用眼过度必然耗伤肝血、心神，引起眩晕困倦、双目无神，久之发生近视、远视、弱视等目疾。

（4）嗓音过度疲劳：嗓音过度疲劳是指长期过度耗用嗓音，包括职业用嗓不当或发声过甚所积累而成的疲劳。中医学认为，肺为声音之门，肾为声音之根。过度喊叫、过多发声都会耗伤肺阴，损伤肾气，引起疲乏神倦、发音无力、发声变暗，久之则导致声音嘶哑、咽喉异物感、喉痛黏痰感等。

（5）房事过度疲劳：房事过度疲劳是指长期过度耗泄精液，包括房事不节和手淫过频所积累而成的疲劳。中医学认为，肾气"受五脏六腑之精而藏之""肾主蛰，封藏之本、精之处也"。肾精不宜过度耗泄，房事失度和手淫太过必然会耗伤肾气，引起疲惫萎靡、腰膝酸软、眩晕耳鸣，久之造成阳痿、早泄、遗精等。

应该指出，由疾病引起的软弱乏力、困倦疲惫，通常持续时间较长，经休息又无济于事。可能是体内潜伏病邪和功能失调的一种，对于长期出现的病态疲劳现象，应当高度警惕，及时就医和治疗。

2. 保健推拿对消除疲劳的作用意义　消除疲劳关键是从根本上解除造成疲劳的直接原因，杜绝过度疲劳的发生和发展。中医学主张"劳而温之"消除疲劳，是指因过劳所致的疾病，应用温养的方法调理。保健推拿则通过温通经络、调养气血、理顺肌肤、疏松筋骨等作用，达到消劳除累、消劳除烦、消劳明目、消劳培元等目的；通过调节神经与脏器的功能，促进血液循环和新陈代谢，提高机体内环境的稳定能力，以有效、及时恢复机体的疲劳，特别是过度疲劳,从而阻断疲劳由量到质的演变过程。据资料报道,保健推拿消除疲劳的功效是普通休息的 3～7 倍。实践表明,保健推拿可以及时消除机体的疲劳,尤其是过度疲劳状态,对于延缓衰老的进程,控制与消除疾病的隐患,进而防止与减轻疾病的发生和演变,具有明显的作用和积极的意义。

保健推拿消除疲劳主要采用自身推拿的方式方法,也可以采用客体推拿的方式,或两者交替、部分取代、相互变通为用。在实践应用中,应根据不同原因的疲劳和过度疲劳,酌用不同的常规模式,诸如自身除倦法(消除自身疲劳)、消劳除累法(消除体力过劳)、消劳除烦法(消除心神过劳)、消劳明目法(消除眼神过劳)、消劳润嗓法(消除嗓音过劳)和消劳培元法(消除房事过劳)。除自身除倦法外,其余均为客体推拿方式。通过实践整理提出的自身养生法和周天通调法可以作为全面覆盖消除疲劳保健推拿规范模式。

(二) 延缓衰老

1. 相关衰老、延缓衰老的理论概述 随着自然年龄增长必然引起细胞老化、器官功能衰退,由老而衰的生理性衰老表现为体质、能力、精神等逐步下降。而未到老龄因受疾病干扰、精神创伤、长期过度疲劳及不良生活习惯等影响,促使机体过早步入老境,是未老先衰的病理性衰老,又称早衰,其本质为整体水平的代谢调节能力,自身调整和适应环境的能力逐渐减退而呈现虚弱、疲惫。个体之间衰老的时间、速度差异很大,在同一机体内不同器官组织结构和生理功能的衰退变化参差不一,并会持续、缓慢地从皮肤皱褶、肌肉松弛、脂肪积累、牙齿松动、头发枯落等外形上表现出来。

沈自尹院士通过长期肾虚与衰老的研究,认为"神经内分泌和免疫系统的老化,可以归纳为以中枢神经功能的下降为主导,遍及该系统各个环节的维持机体环境稳定能力的减退,于是自我反馈调节失衡,引起衰老的连锁反应和恶性循环。"

中医学认为,内环境失衡导致机体衰老同肾中精气衰弱密切相关。肾为先天之本,"肾藏精、主封藏",肾中精气是机体生长发育与生殖繁衍的物质基础。脾为后天之本,脾主运化。脾胃消化与吸收的水谷精微是延续生命、维持健康的营养物质。生命过程是先天肾中精气和后天水谷精微共同作用的结果。人体功能盛衰完全取决于肾脾两脏的精气盛衰。《黄帝内经》载述:女子"五七阳明脉衰……七七任脉虚,太冲脉衰少,天癸竭",男子"五八肾气衰……八八天癸竭,精少,肾脏衰,形体皆极。则齿发去"。可见,衰老其本在于肾中精气虚弱,表现为面容、头发、颈项、牙齿等焦枯、白秃、脱落等现象。以肾中精气为主的精、气、神的虚弱衰退是导致衰老的重要因素。可以说,肾虚是衰老的本质,脾胃虚衰和肾气虚衰是衰老的根本原因。防衰于未老的关键在于扶固精气,包括肾中精气和水谷精微之气。应该注重增强脾胃功能,提供充盈的营养物质;节制房事(包括手淫),控制精气大量耗泄;顺应自然环境,调摄精神情志,始终保持乐观的情绪。

2. 保健推拿对延缓衰老的作用意义　现代人们迫切需要延缓衰老,常常觅求各种延缓衰老的方式方法。大量文献研究表明,保健推拿是理想的养生防衰之法。

保健推拿手法技能着力于体表,对皮肤及皮下肌肉、脂肪组织产生物理学和生理学效应,改善皮肤、肌肉和脂肪组织的功能,延缓或减轻皮肤皱褶、肌肉松弛和脂肪积聚。然而,保健推拿受益范围包括组织结构和生理功能,并不局限于局部皮肤、肌肉、脂肪组织以及牙齿、发须,而是整个机体组织,从整体上提高内环境稳定能力、延缓机体衰老的过程。

保健推拿通过温通气血、濡养肌肤、强壮筋骨,使之分肉解利、皮肤柔润、腠理致密,促使面容华润、头发荣泽、形体健壮,从局部组织形态方面进行抗衰防老;通过补养肾脾、通达任督、强壮气血、调摄精神,从整体上为推迟衰老提供充足的物质条件和良好的心理基础。其中头面色泽是衰老的重要标志,也是脏腑气血的外在表现。面容华润、头发荣泽是以脏腑气血的健全、充盈为本,以维持与恢复肌肤的健康素质为基础的。保健推拿可以柔润皮肤毛发、强健肌肉筋骨,从本质上重建头面容颜、延缓肌肤衰老。保健推拿可以通调贯穿腹背躯干经络,统摄全身经气功能的任督两脉,形成"小周天"沟通循环,对于振奋精神、强壮气血、养生防老具有重要的作用。保健推拿注重顺应自然、辨证量度、心身共养、标本兼顾。其标调养头面容颜、濡养肢体肌筋,其本补养脾胃肾、滋养精气神,实乃从本质和整体上养生防衰之良策。

在实践应用中,通常根据自身的体质、能力、环境、条件等情况,酌选适宜的方式方法。自身推拿和客体推拿可以互相补充,交替结合,变通为用。应该指出,头面部的手法操作强调以柔和为贵,力求轻柔、稳实。手法着力点应连同局部的皮肤和肌肉联合协调运动,强度宜柔,幅度宜小,操作宜缓,移动宜慢,切忌以粗力扯拉皮肤。通常向上、向外的手法操作宜稳实,向下、向内的手法操作宜轻柔。一般可以在清洗皮肤后先不用介质进行"干浴面",再根据各自皮肤的特性选用相宜的护肤脂霜之类介质,配合手法操作,功效更佳。

保健推拿延缓衰老常规模式,可归纳为头面华容法、肾脾固本法和任督通调法。前两种是关键,可采用自身推拿方式作为局部和整体结合的组合方法连贯操作应用,也可酌情择用,主要适宜中青年未老防衰。任督通调法,主要采用客体推拿方式,可以作为前两种的补充。通过实践整理提出的自身养生法和周天通调法可以作为全面覆盖延缓衰老保健推拿规范模式。

(三) 手足养生

1. 手足养生理论概述　有资料表明,手部和足部反射区疗法的基本点是,在手部和足部存在着与人体各部分相对应的反射区。在不使用油膏和液剂的情况下,在反射区域运用手指与手的技巧动作施加特定压力,这种物理行为能缓解(人体内部的)紧张状态,引起人体的某种生理变化。

保健推拿用于手足养生是依照经络学说相关手足部十二经脉(循行走向、交接规律与穴位功效)的理论概念,注重刚柔相济、因人制宜、循经取穴。手法操作技能配合特制药汤温泡,可以激发手足部位经络,特别是手足三阴、三阳交接的手指足趾所在端末气血通畅运行,促使手足三阴、三阳经脉的融会贯通、周流不息,进而滑利关节、濡润肌肤、梳理情志、调节脏腑,达到消除疲劳、延缓衰老、强身防病的目的。

2. 保健推拿对手足养生的作用意义 保健推拿重视手足并重共养生,手足部相关压痛敏感点的手穴或足穴往往是手足同脏腑内在联系的窗口。手指触摸探索其相应可能出现压痛、酸楚、肿胀、硬结等异常现象的敏感点,并通过手法点压、按揉改善或消除,这同"以痛为俞""通则不痛"的理念不谋而合。所以,保健推拿在实践应用手足养生中,全方位运用手足部常用经穴、经外奇穴和阿是穴,着重于手掌、足底,推经络,走穴道,同时也探索反射区敏感点,两者密切结合、相辅相成、不可偏废。整体提出手足通调法作为手足养生保健推拿规范模式,手法操作时强调刚柔相济,点、压、按、拿手法施术应先柔后刚、刚中有柔、刚后再柔,不可一味刚强,更应注意适量适度。长期刚强手法刺激穴位或反射区,必然导致客体痛楚反应迟钝,损害局部软组织,产生不良后果。

相关足道养生内容详见经络足道篇章。

(四) 运动养生

1. 运动养生理论概述 随着运动实践不断发展和深化,人们在运动实践中的保健意识也不断增强。这里所谓的运动实践,泛指广义的具有一定运动量的各项活动,包括体育、舞蹈、杂技等专业运动的训练、竞赛和表演,也涉及一些富有竞争性的体育锻炼、野外远足等业余运动内容。运动养生保健适应对象,主要是指长期从事运动实践的专业或业余的体育运动员，以及舞蹈、杂技演员等。

体育、舞蹈、杂技等运动实践，可以促使运动员和演员的机体各系统发生一系列生理变化，其中以肌肉、骨骼、呼吸、心血管、代谢等方面变化最为突出。肌肉剧烈运动时，需要大量消耗氧气、糖分及其他营养物质，并增加大量代谢产物，于是整个呼吸过程显著加快，包括呼吸频率、呼吸气量的变化幅度等；血液循环相应增快，心血管系统发生变化，包括血流量增加，心脏活动能力增强，肌肉内血管扩张，毛细血管开放，内脏血管紧张度增高；心率剧增（每分钟可达 240 次左右），血压也随之升高，以增加血流速度等。几乎所有物质的新陈代谢都有很大变化，特别是能量代谢和糖类、维生素代谢的变化。由于肌肉运动大量消耗能量，热量消耗每秒可达 $20.9 \sim 31.35$ J，还需要消耗大量营养物质，其中以糖类和维生素（包括维生素 B_1 和维生素 C 等）为主。

运动实践必然会给整个机体，特别是中枢神经系统和运动器官增加一定的生理负担，而一旦其运动量超越机体所能承受的限度，又不及时纠正、克服，就可能产生病理变化，发生运动伤病。因此，在运动实践的苦练、竞争和拼搏过程中，运动员和演员必须严格按照运动实践的生理卫生规律，遵循科学训练和运动保健的基本原则。归纳起来：其一，经常不断、循序渐进。使机体对运动实践有个适应、巩固和提高的过程，逐步增加生理负担，也可增强机体功能。其二，全面锻炼、劳逸结合。使机体各系统的功能保持匀称、协调和平衡，从而达到良好训练状态，运动实践中必要的间隔、适当的休息和分阶段轮换交替的训练，使肌肉、韧带交替舒张与收缩，有利于消除疲劳、恢复体力、预防运动伤病。其三，充分准备、适当整理。这样可集中精力，调节情绪与神经功能，形成良好兴奋性，提高机体对运动的适应能力，促使关节、肌肉和韧带松舒活络，防止僵硬，恢复弹性，减少损伤的发生，也有利于及时调整机体在运动后恢复平衡过程中所出现的紧张和疲劳等,顺利进入安静状态。

中医学认为,"劳则气耗""劳则温之",提示对于运动实践中耗气之劳,应以调养正气、温通气血为运动养生保健原则,践行调摄精神、调整脏腑和温通经络的运动养生之道。

2. 保健推拿对运动养生的作用意义 保健推拿应用于运动实践,并在长期实践过程中逐步形成一套独特的运动保健方法,通常称为运动保健推拿(或称运动按摩)。实践表明,运动保健推拿对于运动员和演员在维护和提高健康体质,调整良好的训练和竞技状态,增进潜在体能,提高运动成绩和表演水平方面,显示了特殊的功效,也引起国内外体育界、舞蹈界的高度重视。

国内外不少研究资料表明,在运动实践的各项准备、调整活动中,保健推拿能促进血液、淋巴循环,及时供给氧和营养物质,快速排泄代谢产物;促进肌肉充分休息弛张,肌肉、韧带活动能力充分恢复;促进精神振奋,克服机体失调,进而防治运动伤病的发生。准备阶段保健推拿,可以促使机体各系统器官和精神情绪做充分准备,调节神经精神状态,以适应运动实践所要求的生理和心理的负担,还能代替需要消耗部分能量的活动,为训练与表演提供更多的能量,保存充沛的体力,发挥最大的能力。在运动实践过程中,作为短暂休整的间歇阶段,保健推拿可以取代单纯的消极休息,及时消除机体的紧张与疲劳,保持良好的竞技和演技状态,加速完成对后阶段运动负荷的准备,这也是现场准备活动和整理活动的交替结合。调整阶段保健推拿能及时消除疲劳和紧张状态,特别是消除由过度训练、过度紧张而产生的过度疲劳;克服平衡失调,提高运动负荷的能力;防止运动伤病,尤其是防止运动器官系统的软组织损伤。

应该指出,运动养生保健推拿是传统保健推拿应用于体育运动实践所形成的运动保健方法,注重运动员和演员结合运动实践进行自身养生防患保健,包括调摄精神、调整脏腑和温通经络,从整体上强壮气血,濡养筋骨,纠正失调,恢复平衡,以使机体各部分适应运动实践的需要。在实践应用中,应根据运动实践的特点,结合专项活动,并着重于运动负荷较大的组织与部位,进行手法的规范操作,这就是运动养生保健推拿的基本原则。

运动养生保健推拿的实践应用有自身推拿和客体推拿之分,全身操作和局部操作之别,一般可以结合运动实践的特点,相互交替结合为用。操作时要求统筹全身、突出局部,以自身推拿、局部操作为主,着重于运动负荷较大的肌肉群、肌腱和关节组织,并根据不同的部位与需求,选取相近的经脉节段和穴位,施行合理的手法,运用相宜的手法强度、量及操作规程,因人而施,因地而行,因部位而异。手法以柔和为贵,操作讲究灵活、稳实,不宜操之过急。

运动养生保健推拿主要包括运动实践自身养生、运动准备期养生、运动间歇期养生和运动调整期养生4个部分。

(1) 运动实践自身养生:运动养生法可作为长期从事运动实践的运动员、演员自身养生保健推拿规范模式。通常可结合运动专业特点和自身体质情况,探索适合自身的手法技能和操作规程作为养生保健方法,也可作为运动前后的准备、整理活动之用,既可调整功能状态,又可调摄精神情志。一般用于运动前准备阶段的自身推拿,应在运动前 30 min 完成,手法宜平稳、着实;用于运动后调整阶段的自身推拿,手法宜轻柔、缓和。在实践应用时,可以系统操作,也可选择节段操作,酌情加减,不必拘泥。

(2) 运动准备期养生:在运动实践准备阶段中,保健推拿是一项必不可少的重要内容。通常可以与专项准备活动交替结合,并注重整体与局部的结合,根据身体各部分对于运动实践的不同负担量,以及不同项目技巧对身体各部位的不同需求,结合个体的身体状况施方遣法,着重于运动实践中负荷较大的器官与部位。既可采用自身推拿方式,也可相互合作和专职保健的客体推拿,每次

第九章　谋求先治未病

推拿 10～30 min，手法强度宜着重柔和，一般要求在运动前15 min 完成。

运动准备期养生保健应特别注意及时调整运动前个体出现的精神情绪偏差，这在激烈竞争的赛前尤为重要。精神情绪偏差大致有两种表现：其一，精神不振、情绪抑郁，称为赛前冷淡状态，常伴有四肢乏力、动作别扭、表情冷淡和脉搏缓慢等。手法宜刚强重着、灵活快速，节奏紧凑。其二，过度兴奋，过分紧张，成为赛热状态，常伴有坐立不安、夜寐不宁、呼吸急促、食欲减退、血压升高、脉搏加快、烦躁激动，甚至多尿，影响动作协调等。手法强度宜轻巧柔和、节律缓慢、用量适中。

运动准备期自身推拿可参照运动自身养生的运动养生法。客体推拿应用赛前振奋法、赛前安神法，着重于调整运动前个体所出现的精神情绪偏差，以克服赛前冷淡情绪。

（3）运动间歇期养生：运动实践中的间歇期保健推拿，应根据运动项目技巧的特点和间歇时间的长短，结合环境条件拟定。通常可以不受规范程式的严格限制，采取灵活机动的应变措施，应用间歇休整法，手法操作以局部为主，着重于运动负荷较大的组织与部位。手法强度宜轻快、柔和，用量宜少。

（4）运动调整期养生：在激烈、紧张的训练、竞赛和表演后，个体通常会出现过度疲劳和过度兴奋状况。过度疲劳主要表现为全身和局部肌肉酸痛、韧带痉挛等；过度兴奋主要表现为心神不宁、精神紧张、失眠、头痛、纳呆等。运动调整期保健推拿必须在消除运动个体疲劳和紧张状态的过程中，注意调整其精神情绪，改善不良的精神状态。

运动调整期保健推拿注重于全身系统操作和主要运动部位局部操作的密切结合。根据不同的运动实践，着重于负荷较大的器官和部位。对极度疲乏的运动机体，可以施行全身系统性的客体推拿赛后调整法，以利于机体全面消除疲劳和紧张状态，迅速恢复运动能力。手法强度和用量的掌握,手法操作规程的选择,均应个别对待,根据其所表现的疲劳程度和紧张状况酌定。通常以轻柔缓和手法为宜,每次 10～30 min。

综上所述,运动养生保健推拿规范模式大致可分为自身推拿的运动养生法和客体推拿的赛前振奋法、赛前安神法、间歇休整法、赛后调整法等。通过实践整理提出的自身养生法和运动通调法,可以作为运动养生保健推拿规范模式。

（五）男子养生

1. 男子养生理论概述　男子养生并不是指体壮无病、至老不衰,还在于有正常的性功能活动,能生育健壮的后代。基于目前对男性特有的腺体组织——睾丸及附睾的结构与功能的研究探索与重新认识,男子养生应以维护和增强睾丸和附睾的功能作为主要环节,促进与改善男子性功能,防治性功能障碍(如阳痿、早泄、不射精和逆行射精等)、男性不育症。有资料表明,肾上腺素多少决定男子寿命之长短。

中医学历来重视房事养生,称睾丸为肾囊、外肾,同内肾相对而言,认为两者"受五脏六腑之精而藏之",具有藏精功能。《黄帝内经》载述男子"二八肾气盛,天癸至,精气溢泄,阴阳和,故能有子……八八竭,精少,肾藏衰,形体皆极"。可见男子"天癸"性功能活跃期就在 50 年左右,故男子以肾为先天,以精为根本。以精为宝,保精全神,"善养生者,必保其精"。男子养生则以调养肾气、壮肾保精为要,更以节欲、惜精保精为正道,"不妄作劳"以养其精,肾气充盛、精盈不竭,就可以"尽终其天年,度百岁乃去"。

2. 保健推拿对男子养生的作用意义　保健推拿通过手法技能调摄精神,促进身心共养;调节脏腑,扶固脾肾精气;调理肾囊,强壮营卫气血。可以通过手法技能促进男子性器官和性腺组织的血液循环和新陈代谢,增加睾酮分泌,消除性系统过度疲劳,促进性功能康复,为男子养生壮肾保精造就良好的内环境,乃至改善推迟衰老进程。

保健推拿主要适用于已婚青年、中老年男子,通常根据男性生理、心理和病理的特点,参照历代养生家秘传的"铁裆功"(又称兜肾囊功)整理而成男子通调法,提倡自身推拿为主,特别是自行阴囊局部的手法操作。在实践应用中,必须因人而施,并根据不同的体质、病情、条件、环境和季节,酌定手法操作的方式、强度和用量。手法技能以柔和、轻巧为宜,切忌粗暴、急躁。手法操作配合内气练养,其效果更佳。更应注意清心寡欲,排除杂念,以免误入歧途,诱发手淫。凡有条件的环境和场所,也可探索采用客体推拿补充取代,涉及隐私部位必须限于男性操作,并事先告之征得同意。

(六) 女子养生

1. **女子养生理论概述**　中医学认为,人体以脏腑、经络为本,以气血为用。妇女的月经、胎孕、产育、哺乳等都是脏腑、经络、气血化生功能的具体表现。气血是月经、养胎、哺乳的物质基础,脏腑是生化气血之源泉,经络是运行气血的通路。其中肾、肝、脾三脏,冲、任、督、带四脉,在妇女生理、病理变化上起着重要的作用。

中医学认为:"妇人主血,以肝为血海。""血所以运行周身者,赖冲、任、带三脉以管领之。""冲为血海,任主胞胎,二脉流通,经血渐盈,应时而下。"可见,女子以肝为先、以血为本,因各种原因导致脏腑功能失常,气血运行失调,而使冲、任两脉劳损,都可引起妇科疾病的发生。故女子养生以柔肝理血为宗,疏肝理气、通调任督为要,更要重视情绪乐观、精力充沛,以利疏泄肝气、消解郁结。

2. **保健推拿对女子养生的作用意义**　保健推拿以调养肝肾、通调冲任、调摄精神、调理气血为原则,通过手法技能外调内养、调养胞宫、安抚乳房,增强女子养生防患能力。调摄精神情志,确保肝气条达、精神内守;调理补养脾肾,确保扶固正气、充盈营血;调节疏通经脉,确保冲、任、督、带脉畅达。实践表明,保健推拿有助于女子平稳顺利度过月经、妊娠、产褥和更年期 4 个生理变化阶段，增强妇女养生抗病的能力，预防妇科疾病的发生和发展。

根据女子心理、生理和病理的特点，女子养生保健推拿可分为女子经期养生法、孕期养生法和更年期养生法等，通过实践整理提出的自身养生法和女子通调法，可以作为全面覆盖女子养生保健推拿规范模式。通常可以采用自身推拿和客体推拿交替结合的方式，以自身推拿为主。手法技能宜柔忌刚，就远舍近，取穴、取部位以远处、远段为主，切忌粗暴草率。

（七）老年养生

1. **老年养生理论概述**　按照人类的生理变化规律，一般以 65 岁以上为老年，46～65 岁为渐衰期。科学的划分年龄的方法，应该包括生理、心理和社会三大因素，也就是说不同个体之间的自然年龄和生理年龄可能存在一定的差异。随着人类寿命普遍延长，人口年龄日趋老化，老年养生更是全社会所关注的热点。

人到老年，其生理变化趋于衰老时期，表现为细胞数量减少、器质改变及脂褐素颗粒堆积，细胞间质中水分减少、黏度增加，血管纤维化造成血管粥样硬化，骨质疏松，皮肤下结缔组织纤维化等，体表形态须发变白或稀少脱落，皮肤肌肉松弛出现皱纹，牙齿松动、脱落，腰弯背驼等，内脏器官的储备能力降低，反应性、敏感性减退，特别是对外环境的适应能力减弱，免疫功能下降，内分泌功能失调等。听力、视觉等感知觉减退，思维活动迟缓，理解能力下降，性格变迁，情感平淡或情绪不稳定，小事易怒，或固执保守，孤僻自私，记忆力障碍，特别是近期记忆障碍最为突出，动作缓慢而不协调，步履蹒跚，手脚抖颤等。这些心理活动和行为方式，不但与神经系统和机体退行性变化密切相关，而且与疾病的因素有关。如高血压、脑动脉粥样硬化及糖尿病、冠心病等。总之，体表形态的改变、生理功能的减退和精神状态的下降是生理性衰老的重要特征。

中医学认为,因老而衰的本质在于肾中精气虚弱,即肾虚。老年人往往是生理性肾虚。气为血之帅,肾虚必然导致气血衰退。然而,气血充足,气运通畅,则"滋脏腑,安魂魄,润颜色",七窍灵,四肢用,筋骨柔和,肌肉丰满,津液通利。气血损伤而不能荣养全身,即会出现衰老现象。元代名医朱丹溪说:"人生至六十、七十之后精血俱耗,此及五十,疾已峰起,气耗血竭。"指出人体在 50 岁以后,气血损伤,卫外不固,脏腑失濡,导致逐渐衰老。《素问·上古天真论》载述:"男不过尽八八,女不过尽七七,而天地之精气皆竭也。"男子"八八天癸竭,精少,肾藏衰,形体皆极,则齿发去"。女子"七七任脉虚,太冲脉衰少,天癸竭"。可见,以肾中精气为主体的精竭、神衰、气耗和血虚是因老而衰的实质。

人到老年,各系统器官处于整体性衰退阶段。谋求延缓衰老,促进老而不衰,关键是从整体上保持机体的稳定平衡,这就是《黄帝内经》所说的"阴平阳秘,精神乃治"。补肾是老年养生的重要原则。研究资料表明,通过补肾的整体调节,可以进一步发掘机体的代偿潜力,增强机体内在环境的稳定能力,以致延缓脑的衰老和机体功能的衰退。然而,延缓衰老的滑坡问题,不可能是某一药物或某一方法所能全部解决的,因此,采用因人辨证、补偏救弊与整体调节内环境(多环节、多途径)相结合,是理想的老而不衰之道。

2. 保健推拿对老年养生的作用意义　保健推拿是传统的老年养生方法,它根据整体观和补偏救弊的原则,通过强壮气血、补养肾脾,从总体上为延缓衰老的进程提供重要保证,老年养生保健推拿注重补虚扶正,促进脏腑功能,特别是肾脾两脏的功能,从"两本"着手,扶固正气;注重调摄精神,促进身心共养,以维持阴阳动态平衡。总之,保健推拿可以促使老年人通过调节内环境的稳定能力,增强对外环境(包括自然环境、社会环境和生活环境)的适应能力,通过手法技能进行调摄精神、强壮气血,促进身心共养,脾肾共固,达到老而不衰、寿世天年的目的。

老年养生保健推拿提倡自身推拿和客体推拿密切结合,以自身推拿为主,具有运动自身肢体、运行自身气血的双重保健意义。同时,可增强老年人自我保健意识与乐观信念,充分调动老年人主观能动性。被动性的客体推拿可以弥补老年人在施行自身推拿时的力不从心、动不如意或能力不足等现实困难和精神、形体上的困惑,作为自身推拿的变通、补充与取代,还可体现社会家庭尊老敬长的文明道德风尚。

老年养生保健推拿根据老年生理和心理的特点,整理提出自身养生法和老年通调法,可以作为全面覆盖老年养生保健推拿规范模式。在实践应用中,因人而施,因时而异,因地而行,统筹全身,兼顾局部。根据各自体质、病情、环境、条件,酌情选用,辨证量度。自身推拿和客体推拿交替结合、变通为用,手法应以柔和为贵,切忌粗暴蛮力。

(八) 小儿养生

世界卫生组织划定儿童年龄为 0～14 周岁,不满 1 周岁为婴儿,1～6 周岁为幼儿,6～14 周岁为儿童。传统小儿推拿年龄基本限于 6 周岁以内,现根据相关资料小儿年龄泛指 12 周岁以内。据此,小儿养生保健推拿年龄期限可以相应延伸。随着年龄期限的延伸,相关小儿推拿养生保健原则和方法必须有所变化,应该在原有小儿推拿养生保健基础上,适当添加成人养生保健推拿一些方法和技能。

1. 小儿养生理论概述　6 周岁以下的小儿期是机体结构形态不断增大和机体组织功能日趋完善的时期。中医学认为,小儿"稚阳未充,稚阴未长",为阳气当发纯阳之体,小儿的脏腑、血脉、百骸和神智、情志都处于日趋变化和蒸蒸日上的全面发展阶段。小儿的生长发育具有脏腑娇嫩、形气未充和生机蓬勃、发育旺盛的双重性。小儿发病也有着发病容易、传变迅速,以及脏器清灵、易趋康复的双重性。小儿"脏腑薄、藩篱疏,易于传变;肌肤嫩、神气怯,易于感触"。由于小儿体质娇嫩,功能脆稚,适应外环境变化的调节能力和免疫抗病能力也处于薄弱阶段,虽然少有七情所涉,却外易为六淫(风、寒、暑、湿、燥、火)所侵,内易为乳食所伤,故常以肺、脾两脏功能失调居多,一般病因较为单纯。在发病过程中,阳热易盛,阴津易伤,易传变为虚、实、寒、热等病证。然而,小儿生机蓬勃,有着旺盛的组织再生和康复的能力,尽管小儿疾病起伏很大,如能及时调理保健容易恢复正常状态,关键在于审慎果断、辨证确切。

2. 保健推拿对小儿养生的作用意义 小儿推拿是中国传统推拿医学的精华和特色,是在悠久的发展历史中形成的小儿推拿特定穴位和复合操作方法。小儿养生保健推拿是根据小儿推拿中有关养生保健传统经验总结而成。保健推拿的安全、简便、无痛、有效之所长,同小儿的生理、病理特点与心理需求比较吻合。保健推拿的益气养血、健脾和胃、强脑增智、补肾培元等功效,又促进小儿生长发育,最大限度地发挥小儿生长发育的内在潜力,增强小儿机体的免疫抗病能力和疾病康复功能。小儿养生保健推拿对于因先天胎养不足或后天喂养失调所引起的少食纳差、形瘦体弱、易感风寒、易伤乳食者,更具明显效果。

保健推拿作为一项传统的儿童保健方法,对于增强小儿健康体质,防治小儿常见疾病,维护小儿身心健康,为国家民族造就精力充沛、体魄健全的下一代,具有极为重大的现实意义。

小儿养生保健推拿是以客体推拿方式进行的。根据小儿生理、病理和心理特点,整理提出小儿通调法(或称小儿养生法)作为小儿保健推拿规范模式,强调整体养生和局部保健的密切结合,审慎果断,辨证量度。手法技能贵在轻巧、柔和、灵活、明快,手法用力的强度和量必须严格把握在小儿可耐受的范围之内,切忌操之过急、操之过度。实际应用时,通常可以系统操作,也可根据个体体质等情况,酌情加减。

二、康复养生保健推拿系列

　　康复养生保健推拿是基于整体调节功能,突出局部既病防变、功能康复的综合性保健推拿,也就是以强身养生为基础,全面调摄精神、调理气血、调节脏腑功能,改善因损伤或感受风寒或气血衰退等引起的运动、神经和消化系统功能失调和亚健康状态。

　　康复养生保健推拿系列由强身养生保健推拿和既病防变、功能康复保健推拿融成一体,相互结合,相辅相成。

(一) 疾病、既病防变

　　1. 疾病、既病防变理论概述　　中医学认为,疾病是由于"阴平阳秘"的阴阳动态平衡失调,导致机体对外界环境变化的适应不良,自身精神心理和形态功能的关系失常,以及脏腑经络功能之间不够和谐。

　　"邪之所凑,其气必虚",疾病的发生通常是以正气不足,包括组织结构的损伤、气血津液等物质不足和各脏腑功能失调为内在根据。称为"邪气"的各种致病因素,只是疾病发生的重要条件。"疾之所生,人自为之",许多疾病的发生,其主要原因常在于自身的不良行为和习惯,如剧烈或持久的精神情志波动、不卫生的摄食行为、长期起居失常、过度劳累、过分安逸、过度用脑及过度性生活等。这些因素都可耗伤正气,以致正常体质转变成病理性体质,直接或间接导致疾病的发生和发展。

　　充分认识与重视"正气"在疾病发生、发展和传变中的主导作用,可促使人们在医疗保健的实践中注重扶固正气,增强自身的免疫抗病能力。未病先防是以正气充盈体质,抵御疾病的发生;既病防变是以正气阻断疾病的发展和传变途径;瘥后防复则是以正气康复机体,以防后患。充分重视疾病的"人自为之",认识自身行为习惯在疾病发生和发展中的重要作用,可促使人们注重自身行为习惯和精神情志的调摄,以防患于未然,治病于防变。

2. 保健推拿对既病防变的作用意义 保健推拿主要应用于常见的功能性疾病，并注重把握疾病发生、发展和传变的规律，防病于未发，治病于初起。疾病的早期保健推拿可避免或减轻疾病的发生和发展；发病期和恢复期保健推拿则可配合医疗、辅助康复。

保健推拿通过手法技能用以增强机体抗病能力，调节脏腑功能，阻断疾病的发生、深化和传变，恢复阴阳动态平衡；通过走经络、推穴道，改善气血运行障碍状态，调动机体功能，干预并阻断疾病的发生、深化和转变，促进机体功能良性转化。

在实践应用中，首先应当熟悉体质、明确病情，注重循序渐进和身心平衡。根据体质和病情的特点，结合环境和条件的具体情况，据此采用相宜的自身推拿或客体推拿方式、方法，或者两者交替结合、补充取代、变通为用，并结合功能锻炼，使之成为整体性的功能康复。

(二) 康复、功能康复

1. 康复、功能康复理论概述 疾病往往伴随机体的功能障碍，可是疾病的临床治愈往往并不伴随机体的功能恢复。随着社会的发展和医学的进步，人们对疾病诊治的结局，总希望在形态、功能及自我感觉诸方面能恢复到病前的健康状态，要求全面恢复病残后身体各系统器官功能、精神活动功能及工作和生活能力。康复就是运用医学科学技术医治人们因疾病、损伤或衰老等造成身体上、精神上的功能障碍，使之尽可能恢复或接近正常，充分展现现存功能的潜在力。然而，功能康复是一项科学性、综合性和整体性很强的医学措施。在实践应用中应该根据疾病、伤残或衰老的特点，采用综合性康复措施，充分发挥中医康复的优势，改善和增强病残者和老年人的心理状态、生理功能、精神面貌和生活能力。

现代康复的概念包括身体、精神、职业、社会等方面康复。身体康复主要就是功能康复。其范围主要包括各种残疾(指运动、感觉、内脏等器官损害引起的功能残疾、智能迟钝、精神异常等)、慢性疾病功能失常、急性病、创伤及手术后等的康复。全面恢复身体各系统、各器官的功能,是维持和促进整个机体健康的关键。

2. 保健推拿对功能康复的作用意义 保健推拿是传统的功能康复良方。《黄帝内经》载述:"痿厥寒热,其治宜导引按跷""病生于不仁,治之以按摩醪药"。保健推拿通过手法技能走经络、推穴位、行气血、温肌肤、壮筋骨、开关节,从而调节脏腑功能,恢复肢体活动能力。研究资料表明,推拿手法技能对于病后伤残、手术后遗症、慢性疾病、衰老等引起的机体功能障碍,尤其是运动、神经系统等局部功能障碍,具有显著的功效。

保健推拿对促进疾病后的身体康复,特别是机体功能康复的作用大致可归纳为:调节神经系统和身体各部位的功能;增强体质,提高机体免疫抗病能力;促进血液和淋巴循环;纠正机体的病理状态;消除肿胀、淤结,促进创伤修复;通利关节、防止肌肉萎缩、松懈肌肉和韧带的粘连和痉挛;对于各种痛证,具有不同程度的镇痛、移痛、消痛和止痛作用;改善皮肤营养、防止压疮等。

保健推拿对于促进病后康复,不仅能有效地修复机体功能障碍,而且通过充分调动康复对象的主观能动性和包括家庭、社会在内的客观积极因素,最大限度地发挥功能康复的内在潜力。然而,其现实意义并不限于功能康复的本身,更重要的在于使众多的残疾人和慢性病患者等康复对象获取重新生活的自信与能力。只有身心功能的全面协调,即生理和心理、肉体与精神的密切结合,才能巩固与发展功能康复的积极功效。

综上所述,康复养生保健推拿强调求本为先,统筹全身,突出局部。康复养生保健推拿系列实践应用,包括强身养生保健推拿和既病防变、功能康复保健推拿。通过长期实践整理提出以周天通调法为基本点,可以全面覆盖既病防变、功能康复,成为保健推拿应用于防治常见有效病证常规处方,并随着相关系统功能失调

第
九
章

谋
求
先
治
未
病

和亚健康状态以及功能康复的变化辨证施行。既病防变、功能康复保健推拿注重因人辨证、补偏救弊整体调节相结合，标本兼顾、心身共理。既可成为临床医疗的有力补充与配合，更可增强与发挥人们防治疾病的保健意识和内在潜力。

三、导引养生保健推拿系列

综观古今中外长寿老人的养生之道，几乎都包含勤运动、畅情志、合劳逸、慎起居、节饮食和适环境等方面的内容。运动与调摄精神历来是中医学养生所关注的热点。生命在于运动，除各种武术拳法外，导引按蹻就是古代常用以进行养生防患的一种方法。古人云："凡人自摩自捏，伸缩手足，除劳去烦，名为导引"（见《一切经音义》）。"导引者，但欲运行血气而不欲有所伤也，故惟缓节柔筋而心和调者乃胜是任、其义可知"（见《类经》）。

导引养生保健推拿系列是在古代导引基础上通过长期实践整理提出，由易筋经、少林内功部分功法合成为易筋内功，并同自身养生法为主体自身养生保健推拿组成的一项主动性养生保健方法。包括易筋内功和自身养生法为主体的自身养生保健推拿两部分。脱胎于古代导引的导引养生保健推拿可以说是古为今用的一种探索，保留与沿用传统的强身养生功法精华内容，体现动静交融、柔刚结合，显示中华民族的养生经典与魅力，故可称为现代导引。

（一）易筋内功理论概述

笔者和学生朱胤根据中国传统功法易筋经和少林内功部分功法整理改编而成的易筋内功，是导引养生保健推拿系列的前期部分。

易筋内功取材于中国传统功法易筋经和少林内功，而与保健推拿基础功法同出一辙，基础功法用于主体自身功法训练，是从事保健推拿所必修的锻炼自身基本功。导引养生保健推拿用于指导客体功法训练,则是传授导引养生功法基本理论和常规模式。

易筋内功功法模式集传统的易筋经和少林内功功法所长,较为完整地保存这两类功法传统特色、基本功势,形成动静交替融会、刚柔有机结合的新功法模式。在功法训练中更为注重动静、柔刚通融。可以相信,通过不断探索,易筋内功将为现代人们所认可与接受。

(二)自身养生理论概述

所谓养生通常系指自我养生,即自身养生,是养生保健的主体部分。自身养生保健推拿是自身推拿和功法训练有机结合的导引养生保健系列后期部分。

自身养生保健推拿源于人的本能行为和生活习惯动作,如梳头、洗面、浴身等,后形成古代导引中的"自摩自提"。

实践表明,自身养生保健推拿是具有自行运动肢体和自身感受手法双重意义的自我养生保健方法。同时结合调身、调心、调息的内环境调摄,可以产生整体调理、身心共养的反馈效应,既侧重于养生防患,也可用于既病防变、瘥后防复,可以根据自身的体质、病情及其他条件,选用适宜、合理的手法技能,并可以根据自我感觉随时调节手法强度、把握手法用量,调整操作规程。除小儿和一些老弱病残者外,普通人群通常都可以掌握运用自身养生保健推拿。实践表明,自身养生保健推拿对于消除疲劳、延缓衰老、焕发生机、强壮体质具有不可低估的功效,关键在于长久不废,即有奇功,只要持之以恒,必受大益。正如《内功图说》所说的:"行之不厌烦,昼夜无穷数,岁久积功成,渐入神仙路。"

自身养生保健推拿通常可同气功结合,其一是施行手法前、后的气功状态;其二是施行手法过程中的气功行为。施行手法前,务必形正端坐、肢体舒松、含胸拔背(调身),呼吸调匀、气沉丹田(调息),心神怡宁、意念贯一(调心),良好的气功状态可以为手法的施行造就和谐的内环境。在手法施行过程中,由意识支配手法技巧动作,就是"意"(意识)、"气"(呼吸)、"行"(手法技巧动作)协调结合,使之形成以气行手、以手调气,也就是运气化力、受力运气的运转机制。在手法施行后,持续气功状态,可以完善与提高自身养生保健推拿的手法效应与功效。因此,自身养生保健推拿自始至终置于气功状态之中,使调养气血、调摄精神、调节脏腑融会贯通、相辅相成。

自身养生保健推拿方法与名称很多,这里汇集古今众家之长,根据全身部位特点,归纳整理成规范模式,简称自身养生法,通过实践整理提出自身养生法可以全面覆盖不同群体、不同需求的自身养生规范模式,如自身除倦法、消劳除累法、消劳除烦法、消劳明目法和运动养生法等。应用时,可以系统整体操作,也可酌情选节操作。

综上所述,导引是主动运动,按跷是被动运动。导引中包括自我按摩的内容,两者关系甚密,故有导引按摩之连称。而今传统功法和推拿就是导引和按摩的延续和发展。导引养生保健推拿集传统功法和推拿之所长,两者密切结合运用于养生,通过内外兼修,以致形神共养。手法技能作用于机体是以外功一路着手,于形体肌肤着力。结合精神调摄、气息调和,则是在心平气和、思想集中的情况下,用意识引导形体松弛、心神怡宁,但并不强求意守,使内气运行纳入意识控制之下。手法技能作用于机体,同时结合调身、调心、调息,其外可运动皮肉筋骨,其内可调养精神气血,这样更能体现导引养生保健推拿的全面性和完整性。通过功法锻炼和自身推拿交替融会,"伸缩肢节"和"自摩自捏"竞相结合,促使意气相依、柔刚相济、动静兼修、内外互动,可以外壮皮肉筋骨,内养精神气血,从而调摄精神、调理气血和调整脏腑功能,产生消除疲劳、延缓衰老、改善亚健康状态和促进功能康复的保健功效。

第十章　拓展通调模式

保健推拿实践应用重在全方位介入"治未病"健康保障工程。强调宏观运筹方略，微观辨证施术，研究以消除疲劳、延缓衰老、调整体质偏颇、改善亚健康状态和促进功能康复为主体的养生保健推拿新思路，整理规范不同群体养生保健推拿系列常规模式。

一、保健推拿规范模式基本理念

养生保健推拿规范模式大致可分为用于消除疲劳、延缓衰老、调整体质偏颇、改善亚健康状态的强身养生保健推拿系列；应对既病防变、瘥后防复和促进功能康复的康复养生保健推拿系列；推崇功法训练和自身养生保健推拿密切结合的导引养生保健推拿系列等(图 10 - 1)。

通过实践综合归纳消除疲劳、延缓衰老核心内容，整理提出周天通调法为基本点，由此延伸出适用不同群体的强身养生保健推拿规范模式。如，运动通调法、男子通调法、女子通调法、老年通调法和小儿通调法等，衍化为适用不同部位和脏腑的康复养生保健推拿规范模式。如，头面通调法、耳域通调法、心神通调法、脏腑通调法、整复筋骨法等。通过长期实践整理提出不同项目的保健推拿模式规范，类似中医临诊方剂学，可以一法多用，辨证加减，全面覆盖。

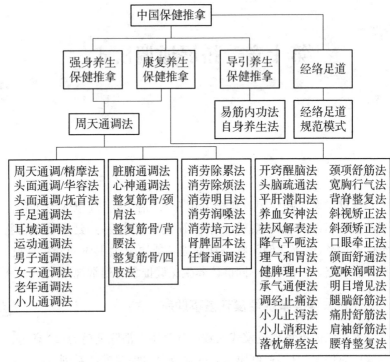

图 10-1 中国保健推拿架构示意图

除小儿养生保健推拿外,通常可以采用自身推拿或客体推拿方式进行保健推拿,也可以两种方式交替结合、部分取代。必须注意因人、因时、因地的不同,把握手法技能的适度、适量、适当,酌情而定,量力而行。

着手整理的保健推拿规范模式项目冠以传统文化色彩的节段名称,使之富有生动形象和文化底蕴。实践表明,规范保健推拿操作流程的项目节段名称,便于记忆领会掌握,更有利于经营宣传和培训教学。

（一）保健推拿核心技能规范模式基础——周天通调法

周天通调法之周天通调取义于古代道家功法术语,用意在全身整体经脉疏通脏腑调理。周天通调法是强身养生保健推拿系列的总体模式,通过长期实践探索整理以手法整体操作流程基本模式为基本点,吸取内功推拿常规操作规程内容形成的。周天通调法汇集传统经典手法,综合整体规范操作,具有多元素手法技能、全方位作用效能等特点。实践表明,周天通调法通过整体布局,合理运作,可以产生健脾补肾、扶固正气、温通经脉、调摄精神、濡润肌肤、理顺筋骨的功效,从总体上调整机体功能,增强抗病能力,适应不同群体消除疲劳、延缓衰老、改善亚健康状态和促进功能康复的需求。可以说,周天通调法统筹全身,突出局部,是养生保健推拿系列基本大法。由周天通调法为基本点,延伸应用于不同群体既病防变、瘥后防复、功能康复,可以全面覆盖成为康复养生保健推拿规范模式。必须指出,在实践应用中,要因人、因地和因时辨证加减(表10-1)。

表 10-1　周天通调法

项目名称	适应人群	功　　效
周天通调法	一般普通人群,尤其是呈现体质偏颇和亚健康状态体情征象者。诸如,疲惫乏力、心烦困倦、失眠多梦、头痛眩晕、性欲减退、记忆下降、焦虑抑郁、烦躁易怒、舌苔厚腻等	周天通调法是中国养生保健推拿的基础常规和经典基本模式,汇集传统精粹的推拿手法技能,多元素、全方位介入治未病,干预亚健康,注重手法技巧动作整体规范和手法内涵功力柔刚辨证,统筹全身、突出局部,扶固营卫气血,调节脏腑筋骨,增强机体功能,提高抗病能力。对于普通群体消除过度疲劳、延缓机体衰老、调整体质偏颇、促进功能康复等方面均有显著的保健功效。以周天通调法为基础辨证加减,可衍化为针对不同群体养生保健系列规范模式

（二）保健推拿核心技能规范模式分类

见表 10-2。

表 10-2　保健推拿核心技能规范模式分类

项目名称	适应人群	功　　效
周天通调/精摩法	一般普通人群,尤其是呈现体质偏颇和亚健康状态体情征象者。诸如,疲惫乏力、心烦困倦、失眠多梦、头痛眩晕、性欲减退、记忆下降、焦虑抑郁、烦躁易怒、舌苔厚腻等	周天通调/精摩法是在中国古代推拿膏摩的原理和方法基础上总结形成的。古为今用,中西合璧,以适应现代人们的需求。也就是运用传统手法操作技能结合现代工艺特制而成的天然精油介质,以增强手法技能的功效并促进渗透精油的有效成分,两者相辅相成进一步提高护肤强身、消劳除烦的效果
头面通调/华容法	注重养颜华容人群,尤其是呈现头面部衰老征象者:皮肤松弛、皱纹增多、干燥晦暗、脂肪堆积(眼袋)、色素沉积(黑眼圈)等	头面华容法通过手法技能柔润皮肤,强健肌肉,促使肌肤组织从本质上重建容颜,华润色泽从而产生焕发精神、充盈气血、消除疲劳(尤其是用眼、用耳、用嗓等疲劳)、延缓衰老(尤其是头面部衰老)的保健功效
头面通调/抚首法	因劳倦内伤和外感风寒引起头部各区域(顶、额、枕、颞)疼痛、酸胀、麻木等征象而查无实质性病变	头面抚首法是头面华容法延续,通过梳理扫散、抓捏按压、揉滚振颤等手法技能组合,可以疏通经络气血,祛除风寒外邪,安抚头脑胀痛
整复筋骨/颈肩法 整复筋骨/背腰法 整复筋骨/四肢法	因长期劳累和损伤引起的颈、肩、背、腰、四肢关节呈现的酸楚、疼痛、麻木、肿胀及关节功能障碍等征象者	整复筋骨(颈肩、背腰、四肢)法是基于整体调节功能,突出局部康复功能的养生保健推拿。主要用于改善因急性和慢性损伤或感受风寒、气血衰退等引起的各部位软组织、关节等运动系功能失调。

项目名称	适应人群	功　　效
		通过手法技能扶正达邪,疏通经络,整复纠错,松解粘连,增强气血运行,促进功能康复等
消劳除累法	因体力(长期过度耗用体力,包括劳动和运动所积累而成的疲劳)、心神(长期过度耗费脑神,包括焦虑、失望、烦恼、抑郁等所积累而成的疲劳)、眼神(长期过度耗伤眼神,包括远眺、近视、斜视、弱光视、强光视等积累而成的疲劳)、嗓音(长期过度耗用嗓音,包括职业用嗓不当或发声过甚所积累而成的疲劳)及房事(长期过度耗泄精液,包括房事不节和手淫过频所积累而成的疲劳)等过度劳累、过度消耗而引起机体功能反应能力明显减弱和衰退者	舒筋活络、消劳除累
消劳除烦法		健脑益智、消劳除烦
消劳明目法		醒眼养睛、消劳明目
消劳润嗓法		清咽宽喉、消劳润嗓
消劳培元法		固肾养精、消劳培元
肾脾固本法		补养脾肾、扶固精气
任督通调法		疏导任督、强壮气血

(三) 保健推拿导引技能规范模式

见表 10-3。

表 10－3　保健推拿导引技能规范模式

项目名称	适应人群	功　　效
易筋内功法/自身养生法	一般普通人群,尤其是呈现体质偏颇和亚健康状态征象者。诸如疲惫乏力、心烦困倦、失眠多梦、头痛眩晕、性欲减退、记忆下降、焦虑抑郁、烦躁易怒、舌苔厚腻等	导引养生保健推拿是古代导引基础上形成的,包括易筋经、少林内功的部分功法训练和自身养生保健推拿常规模式操作,通过健身运动和自身推拿密切结合,可以内养精气神,外壮筋骨皮,进而调摄精神、调理气血、调整脏腑功能,消除疲劳、延缓衰老、改善亚健康状态及促进功能康复等

二、保健推拿核心技能规范模式基础

整理诠释保健推拿核心技能规范模式基础——周天通调法（表 10－4）。

表 10－4　周天通调法

顺序	项目名称	位势	操 作 规 程	要领	计次（次/遍）		计时（min）	
					A	B	A	B
准备	摩手三调		形正体松,含胸拔背（调身）呼吸调匀,气沉丹田（调息）心神怡宁,意念贯一（调心）两掌相合,摩指擦掌（摩手）					
1	虎口浴身（开局）	俯卧位	两手横向以虎口推背躯,自上而下:大椎→背脊（肩筋、肩胛）→腰膂（腰部两侧骶棘肌）	轻柔,稳实	1	1	2	2

顺序	项目名称	位势	操 作 规 程	要领	计次（次/遍）		计时（min）	
					A	B	A	B
2	滚球理躯	俯卧位	两手搋、掌揉交替，自上而下：背脊（肩筋、肩胛）→腰臀→腿腨。着重取穴大椎、命门、肾俞、八髎、环跳、委中、承山	柔和，稳实，深透	2	3	5	6
3	提拔晋京	俯卧位	两手揉捏、提拿肩筋（肩井），左右交替	稳实灵巧，由轻渐重，刚中透柔	3	5	1	2
4	松鼠点月	俯卧位	两手拇指揉按两侧背脊、腰臀。着重背俞穴：天宗、肺俞、膏肓俞、心俞、脾俞、肾俞、命门、腰阳关、八髎、环跳、承扶、殷门、委中和承山	稳实深透，以知为度	3	5	1	2
5	统督寻根	俯卧位	两手交替掌揉、掌推督脉（大椎→命门→长强）、足太阳膀胱经下肢节段（八髎→环跳→委中→承山）、足跟跟腱	柔和稳实，紧推慢移	5	8	2	3
6	叠掌循脊	俯卧位	两手掌相叠循序按压脊柱，自上而下：大椎→长强	紧压慢移，稳实蓄劲	3	5	1	2
7	环带命门	俯卧位	两手虎口横向环推带脉（命门→腰眼）、平掌、鱼际推擦腰骶（命门→八髎）	稳实紧推			2	2

中国保健推拿纲要

顺序	项目名称	位势	操作规程	要领	计次（次/遍）		计时（min）	
					A	B	A	B
8	鱼跃龙腾	俯卧位、侧卧位	两侧后伸扳、斜扳腰脊，左右交替	先柔后刚，瞬间用力	1	1	1	1
9	虎口开锁	仰卧位	①拇、示指相对揉捻廉泉、人迎，推揉喉管(0.5 min)。②顺势虎口横向推胸部(避开乳房)，自上而下：缺盆→中府→云门→章门→期门(1~2 min)	轻快灵巧，稳实深透			2	2
10	盘缠脘腹	仰卧位	①鱼际、掌根揉摩胃腹部，自上而下：胃脘部→脐→少腹。着重取穴中脘、神阙、天枢、大横、气海、关元。②顺势平掌旋摩腹部，周而复始	柔和稳实，向上向外轻柔，向下向内重实			3	5
11	任冲丹田	仰卧位	①两手拇指分推任、冲脉。着重取穴天突、膻中、鸠尾、中脘、神阙、气海、关元、中极(1~2 min)。②顺势四指相并，按振少腹丹田(1~2 min)，顺势两手虎口推抹双侧腹股沟(气冲)(0.5 min)	轻柔稳实，灵巧明快			2	3
12	髀海三溪	仰卧位	两手拇指揉拿双侧足三阴下肢节段，自上而下。着重取穴髀关、伏兔、梁丘、血海，内外膝眼、阴陵泉、阳陵泉、足三里、三阴交、昆仑、太溪	轻柔稳实，柔中透刚			2	2

顺序	项目名称	位势	操作规程	要领	计次(次/遍) A	计次(次/遍) B	计时(min) A	计时(min) B
13	屈膝拔河	仰卧位	两手扶握膝关节与足跟,先后扳拔、旋摇髋、膝、踝关节,左右交替	稳实明快,刚柔相济	3	3	1	1
14	跟踪涌泉	仰卧位	①两手扶握足跟、足跖,前后相对拔伸踝关节(3～5次)。②顺势按拿、捶击足底,着重取穴涌泉及周围敏感点,左右交替(1～2 min)	稳实明快,刚柔相济	3	5	3	4
15	蝶飞天庭	仰卧位	①两手一指禅偏锋推头额,攒竹→印堂→神庭→头维→太阳→攒竹,周而复始(2～3遍)。②顺势两手拇指推抹头额,攒竹→上星,攒竹→太阳(各5遍)	紧推慢移,稳实深透	6	8	1	2
16	熨目掐眦	仰卧位	①两手掌搓热,即按熨双眦闭目眼眶(3～5次),顺势两手拇、示指,先揉后掐,双侧眼眶边缘。着重取穴攒竹、鱼腰、瞳子髎、四白(5～10次)。②顺势中、示指按振双侧睛明穴(1 min)	灵敏轻柔,稳实明快	9	16	2	2
17	鼻旁摩面	仰卧位	①两手平掌鱼际推抹鼻旁两侧,顺势掌摩面颊,掌根揉擦耳郭,周而复始(5～10次)。②顺势按揉面颊,着重取穴:迎香、颊车、耳门、听宫、听会(各5～10次)	向下向外轻柔,向上向内稳实	10	20	1	2

中国保健推拿纲要

顺序	项目名称	位势	操 作 规 程	要领	计次（次/遍）		计时（min）	
					A	B	A	B
18	掩耳鸣鼓	仰卧位	两手掌根紧掩迅放双侧耳孔（5～10次），中、示指弹击耳后高骨（5～10次）	稳实明快，灵敏轻巧	10	20	1	1
19	鹰抓五经	坐位	一手拇、示指按揉双侧太阳；另一手五指捏拿头巅，由前向后，前发际→后发际	劲力稳实，紧按慢移	5	8	1	1
20	栉发扫散	坐位	①两手五指端叩击头部，周而复始，前发际→后发际→颞颥。②顺势按震百会、大椎、八髎（各3次）。③顺势四肢和五指相并，推擦双侧头颞，着重取穴率谷，左右同步或交替	迅捷轻巧，稳实明快			2	2
21	天柱桥弓	坐位	①一手拇、示指按揉双侧太阳；另一手拇指指端按拿双侧风池、风府（各3～5次）。②顺势按揉天椎骨（颈椎），风府→大椎（3～5次）。③顺势拇、示指指腹推抹双侧桥弓、翳风→缺盆（3～5次），左右交替	稳实明快，刚中透柔	9	15	2	3
22	牵手纤指	坐位	①两手搽或指掌捏拿上肢，自上而下，着重取穴肩髃、肩髎、臂臑、曲池、手三里、内关、外关、极泉、小海、合谷。②顺势捻勒五指，左右交替	稳实深透，明快轻巧			4	6

顺序	项目名称	位势	操　作　规　程	要领	计次(次/遍)		计时(min)	
					A	B	A	B
23	大鹏展翅	坐位	①两手扶持肩关节两侧,先后做摇肩、提肩伸展,左右交替(各3次)。②顺势双肩抱头做扩胸伸展3次	迅捷明快,轻柔稳实	3	3	1	1
24	搓肩卫胁(收势)	坐位	①两手搓摩上肢,由上而下:肩关节→前臂(3次)。②顺势揉抖上肢(10次)。③顺势两手掌搓摩两侧胁肋,自上而下:腋下→季肋(10次)	轻巧明快,松紧柔和	2	3	2	3
合计							45	60

三、保健推拿核心技能规范模式分类Ⅰ

整理诠释保健推拿核心技能,规范模式分类之不同群体需求和不同区域部位消除疲劳、延缓衰老保健推拿模式规范。

(一)周天通调法/精摩规范模式

见表10-5。

表10-5　周天通调法/精摩规范模式

顺序	项目名称	位势	操　作　规　程	要领	计次(次/遍)		计时(min)	
					A	B	A	B
准备	摩手三调		形正体松,含胸拔背(调身)呼吸调匀,气沉丹田(调息)心神怡宁,意念贯一(调心)两掌相合,摩指擦掌(摩手)					

顺序	项目名称	位势	操作规程	要领	计次(次/遍)		计时(min)	
					A	B	A	B
1	虎口浴身(开局)	俯卧位	①干沐浴:两手横向以虎口推背躯,自上而下:大椎→背脊(肩筋、肩胛)→腰臀。②精油推抹:局部涂抹精油,规程同上	轻柔稳实			2	3
2	桥弓肩筋	俯卧位	两手拇、示指推抹手阳明大肠经节段:桥弓(翳风→缺盆)、肩筋(大抒→肩髎),拇、示指推抹下,顺势虎口推抹上,左右交替,周而复始,4～6次	稳实明快,刚中透柔	6	8	2	3
3	风池进府	俯卧位	一手拇、示指按揉双侧太阳;另一手拇指指端按拿双侧风池、风府	稳实明快,刚中透柔	3	3	1	1
4	指点天柱	俯卧位	双手交替按揉天柱骨(颈椎),风府→大椎	柔和,稳实,深透	4	6	2	3
5	统督巡胆	俯卧位	两手指掌推擦督脉(大椎→命门→长强)、足太阳膀胱经两侧背俞穴(大抒→八髎)及足少阳胆经胸肋部节段,手太阳三焦经背部节段(京门→肩贞),拇指推抹下,指掌推抹上,周而复始	柔和稳实,紧推慢移	6	8	3	4
6	循背焦心	俯卧位	两手指掌推抹两侧手臂,手厥阴心包经、手太阳三焦经节段(肩贞→天宗→劳宫→肩贞),周而复始	柔和稳实,紧推慢移	6	8	3	4

顺序	项目名称	位势	操作规程	要领	计次（次/遍）		计时（min）	
					A	B	A	B
7	提拔晋京	俯卧位	两手揉捏、提拿肩筋（肩井），左右交替	稳实灵巧，由轻渐重、刚中透柔	3	5	2	3
8	松鼠点月	俯卧位	两手拇指揉按两侧背脊、腰臀。着重背俞穴天宗、肺俞、膏肓俞、心俞、脾俞、肾俞、命门、腰阳关、八髎	稳实深透，以知为度	3	5	3	4
9	滚球理躯	俯卧位	两手掖、掌揉交替，自上而下：背脊（肩筋、肩胛）→腰臀。着重取穴大椎、命门、肾俞、八髎	柔和，稳实，深透	2	3	5	6
10	叠掌循脊	俯卧位	两手掌相叠循序按压脊柱，自上而下：大椎→长强	紧压慢移，稳实蓄劲	3	5	2	3
11	环推带脉	俯卧位	两手虎口横向环推带脉（命门→腰眼）	稳实紧推			1	1
12	温通命门	俯卧位	平掌、鱼际推擦腰骶（命门→八髎）	稳实紧推			1	1
13	刨根问底	俯卧位	①两手拇指推抹足太阳膀胱经、足少阳胆经节段（承扶→委中→承山→涌泉），顺势推抹下肢内侧胆经、肾经、脾经、肝经下肢节段，拇指推抹下，指掌推抹上，周而复始。②两手交替掖、揉按双侧下肢：环跳→承山→涌泉	稳实明快，柔中透刚			5	6

续　表

顺序	项目名称	位势	操作规程	要领	计次(次/遍) A	计次(次/遍) B	计时(min) A	计时(min) B
14	虎口开锁	仰卧位	①拇、示指相对揉捻廉泉、人迎,推揉喉管。②顺势虎口横向推胸部(避开乳房)。自上而下:缺盆→中府→云门→章门→期门	轻快灵巧,稳实深透			2	2
15	盘缠脘腹	仰卧位	①两手叠掌于鱼际、掌根揉摩胃腹部。自上而下:胃脘部→脐→少腹。着重取穴中脘、神阙、天枢、大横、气海、关元。②顺势平掌旋摩腹部,周而复始	柔和稳实,向上向外轻柔,向下向内重实			3	5
16	任冲丹田	仰卧位	①两手拇指分推任、冲脉。着重取穴天突、膻中穴、鸠尾、中脘、神阙、气海、关元、中极(1~2 min)。②顺势四指向并按振少腹丹田(1~2 min),顺势两手虎口推抹双侧腹股沟(气冲)(0.5 min)	轻柔稳实,灵巧明快			3	4
17	髀海三溪	仰卧位	两手拇指揉拿双侧足三阴下肢节段,自上而下。着重取穴髀关、伏兔、梁丘、血海,内外膝眼、阴陵泉、阳陵泉、足三里、三阴交、昆仑、太溪	轻柔稳实,柔中透刚			2	3

续　表

顺序	项目名称	位势	操作规程	要领	计次(次/遍)		计时(min)	
					A	B	A	B
18	跟踪涌泉(收势)	仰卧位	①两手扶握足跟、足跗,前后相对拔伸踝关节(3~5次)。②顺势按拿、捶击足底。着重取穴涌泉及周围敏感点,左右交替(1~2 min)。③顺势鱼际推擦涌泉 1 min,以热为度	稳实明快,刚柔相济	3	5	3	4
合计							45	60

(二) 头面通调/华容法规范模式

见表 10-6。

表 10-6　头面通调/华容法规范模式

顺序	项目名称	位势	操作规程	要领	计次(次/遍)	计时(min)
准备	摩手三调		形正体松,含胸拔背(调身) 呼吸调匀,气沉丹田(调息) 心神怡宁,意念贯一(调心) 两掌相合,摩指擦掌(摩手)			
1	开天辟地	仰卧位	①双手拇指指腹交替推抹额中:印堂→神庭。②双手拇指指腹横向推抹前额:前额→两侧颞			
2	蝶飞天庭	仰卧位	①两手一指禅偏锋推前额,攒竹→印堂→神庭→头维→太阳→攒竹,周而复始(2~3遍)。②顺势两手鱼际推抹,	紧推慢移,缓和稳实	8~13	3

续 表

顺序	项目名称	位势	操作规程	要领	计次（次/遍）	计时（min）
			旋摩前额：由前额→两侧颞部（3～5遍）。③顺势由眼眶上缘→前额发际（3～5遍）			
3	百鸟迎颊	仰卧位	①双手拇指按揉四白、球后、瞳子髎、太阳。②顺势示指、中指、无名指点揉迎香、颧髎、颊车等腧穴	紧推慢移，稳实深透	10～20	3
4	唇齿相依	仰卧位	双手拇指指端或屈指指间关节突起部按揉，推抹口唇周围人中、承浆、地仓、颊车、耳门等腧穴	灵敏轻柔，稳实明快	9～16	2
5	旋弯抹角	仰卧位	两手拇指或中、示指指腹相并，推抹两眶缘眼角：睛明→鱼腰→瞳子髎→太阳；睛明→四白→球后→瞳子髎→太阳	推眶紧慢，抹角稳实	5～10	2
6	熨目掐眦	仰卧位	①两手掌搓热，即按熨双眦、闭目眼眶，顺势两手拇、示指先揉后掐双侧眼眶边缘。着重取穴攒竹、鱼腰、瞳子髎、四白。②顺势中、示指按振双侧睛明穴	向下向外轻柔，向上向内稳实	10～20	3
7	鼻旁摩面	仰卧位	①两手平掌鱼际推抹鼻旁两侧，顺势掌摩面颊，掌根揉耳郭（5～10次）。②顺势按揉面颊。着重取穴迎香、颊车、耳门、听宫、听会	柔缓稳实	5～10	2

顺序	项目名称	位势	操作规程	要领	计次（次/遍）	计时（min）
8	门听顺风	仰卧位	①双手示、中指并揉耳门、听宫、听会等腧穴，并顺势按揉耳后高骨至翳风穴。②拇指与中、示指相对揉捏耳垂及整个耳郭，以热为度	紧推揉按、紧搓缓摩，向上稳实、向下轻柔	10～20	4
9	掩耳鸣鼓	仰卧位	①两手揉捏两侧耳郭，着重耳轮、对耳轮。②两手掌根紧掩放双侧耳孔（5～10次），中、示指弹击耳后乳突（5～10次）	稳实明快，灵敏轻巧	10～20	4
10	鹰抓五经	仰卧位	两手五指捏拿、按揉头巅五经，由前向后，前发际→后发际	劲力稳实，紧按慢移	5	2
11	栉发扫散	仰卧位	①两手五指端叩击头部，周而复始，前发际→后发际→颞颥。②顺势五指相并，推擦双侧头颞。着重取穴率谷，左右同步或交替	迅捷轻巧，稳实明快		2
12	按头护项	仰卧位	①拇指指腹按揉百会、印堂、神庭及两侧头维、太阳、风池。②顺势两手以指掌相对推摩颈项两侧，由耳后乳突→锁骨，周而复始（各3～5次）	刚柔相济、劲力稳实		3
合计						30

（三）头面通调/抚首法规范模式

见表10-7。

表 10-7　头面通调/抚首法规范模式

顺序	项目名称	位势	操作规程	要领	计时（min）
准备	摩手三调		形正体松,含胸拔背(调身) 呼吸调匀,气沉丹田(调息) 心神怡宁,意念贯一(调心) 两掌相合,摩指擦掌(摩手)		
1	开天辟地	仰卧位	①双手拇指指腹交替推抹额中:印堂→神庭。②双手拇指指腹横向推抹前额:前额→两侧颞部	轻巧明快,柔和稳实	1
2	蝶飞天庭	仰卧位	①两手一指禅偏锋推前额,攒竹→印堂→神庭→头维→太阳→攒竹,周而复始(2～3遍)。②顺势两手鱼际推抹,旋摩前额:由前额→两侧颞部(3～5遍)。③顺势由眼眶上缘→前额发际(3～5遍)	紧推慢移,缓和稳实	3
3	熨目掐眦	仰卧位	①两手掌搓热,即按熨双眦闭目眼眶,顺势两手拇、示指先揉后掐双侧眼眶边缘。着重取穴攒竹、鱼腰、瞳子髎、四白。②顺势中、示指按振双侧睛明穴	向下向外轻柔,向上向内稳实	1
4	鼻旁摩面	仰卧位	①两手平掌鱼际推抹鼻旁两侧,顺势掌摩面颊,掌根揉耳郭(5～10次)。②顺势按揉面颊。着重取穴迎香、颊车、耳门、听宫、听会	柔缓稳实	1
5	鹰抓五经	仰卧位	两手五指捏拿、按揉头巅五经,由前向后,前发际→后发际	劲力稳实,紧按慢移	1

顺序	项目名称	位势	操作规程	要领	计时（min）
6	滚振颞巅	仰卧位	①滚头颞部，左右交替。②拇指按振百会穴、四神聪、角孙	劲力稳实，紧按慢移	6
7	栉发扫散	仰卧位	①两手五指端叩击头部，周而复始，前发际→后发际→颞颥。②顺势五指相并，推擦双侧头颞。着重取穴率谷，左右同步或交替	迅捷轻巧，稳实明快	3
8	按头护项	仰卧位	①拇指指腹按揉百会、印堂、神庭及两侧头维、太阳、风池。②顺势两手以指掌相对推摩颈项两侧，由耳后乳突→锁骨，周而复始（各3~5次）	刚柔相济，劲力稳实	3
9	风池进府	仰卧位	拇、示指端揉按风池、风府	稳实深透，以知为度	1
10	探究天应	仰卧位	着重揉、捏拿颈肩部痉挛肌肉和压痛点	柔和稳实，紧推慢移	6
11	托拔天柱	仰卧位	手指指腹按揉颈椎棘突，并扶持后枕、前额做前屈、后伸；托其后枕、下颌向上拔伸，左右旋动颈项	稳实灵巧，由轻渐重、刚中透柔	1
12	门听顺风	仰卧位	①双手示、中指并揉耳门、听宫、听会等腧穴，并顺势按揉耳后高骨至翳风，推抹至缺盆。②拇指与中、示指相对揉捏耳垂及整个耳郭，以热为度	紧推揉按、紧搓缓摩，向上稳实、向下轻柔	3
合计					30

(四) 手足通调法规范模式

见表 10-8。

表 10-8 手足通调法规范模式

顺序	项目名称	位势	操作规程	要领	计次(次/遍)	计时(min)
准备	摩手三调		形正体松,含胸拔背(调身)呼吸调匀,气沉丹田(调息)心神怡宁,意念贯一(调心)两掌相合,摩指擦掌(摩手)			
1	虎口浴臂	仰卧位	虎口横向推揉、捏拿前臂内外侧,肩→肘→腕。左右交替(下同)	轻柔稳实		1
2	极泉下海	仰卧位	捏拿左右手臂:极泉→少海→小海→合谷	轻巧明快	2	3
3	二关三阳	仰卧位	一指禅推或按拿内外关、阳池、阳溪、阳谷	稳实明快		2
4	旋拔腕筋	仰卧位	握持腕关节两端做旋摇、拔伸	柔和,稳实,深透		1
5	三阴养老	仰卧位	双手拇指交替平推手三阴前臂节段,拇指按揉养老穴	轻柔稳实,柔中透刚		2
6	细揉掌背	仰卧位	揉按掌背,着重于掌骨间隙,细揉慢移	稳实深透,明快轻巧		2
7	劳宫八卦	仰卧位	按揉大小鱼际、劳宫,拇指推八卦(以劳宫穴为圆心、一寸为半径环绕一圈)	轻巧,稳实,明快		2
8	捻勒五指	仰卧位	先捻后勒五指,指拨十宣	灵活轻巧	2	1
9	掌劈指缝	仰卧位	手掌鱼际侧先后劈击其五指指缝	稳实柔缓	2	1

顺序	项目名称	位势	操作规程	要领	计次（次/遍）	计时（min）
10	气冲血海	仰卧位	双手虎口推揉双侧腹股沟气冲，揉拿脾关、伏兔、梁丘、血海、内外膝眼	轻柔，明快，稳实		3
11	三里陵泉	仰卧位	揉拿双侧足三里、阴、阳陵泉、三阴交	柔中有刚		2
12	中山循根	仰卧位	指掌按捏小腿部，委中→承山→足跟。着重按揉足跟部敏感点	柔和稳实，向上向外轻柔，向下向内重实		3
13	屈膝拔河	仰卧位	屈伸、摇、拔双侧髋关节，搓双侧膝关节	稳实明快，刚柔相济	3	3
14	跟踪追击	仰卧位	拔伸踝关节，击双侧足底、足跟	稳实明快，刚柔相济	2	2
15	涌泉探宝	仰卧位	按拿双侧涌泉及足底各穴，着重于按压足底敏感点	稳实明快，刚柔相济	2	3
16	足底八卦	仰卧位	以拇指或示指指间关节端按揉、旋推足底中心（相当八卦）	稳实明快，刚柔相济		3
17	解溪扣跖	仰卧位	按揉足背解溪→跖骨间隙	刚柔相济，柔中透刚		3
18	太冲潜阳	仰卧位	鱼际推擦足外侧，按揉丘墟、足临泣、太冲	轻柔稳实		3
19	太溪育阴	仰卧位	鱼际推擦足内侧，按揉太溪、照海、然谷	轻柔稳实		3
20	捻勒五趾	仰卧位	先捻后勒五趾，按揉八风	灵活轻巧	1	2
合计						45

（五）耳域通调法规范模式

见表 10 - 9。

表 10 - 9　耳域通调法规范模式

顺序	项目名称	位势	操作规程	要领	计时（min）
准备	摩手三调		形正体松,含胸拔背(调身)呼吸调匀,气沉丹田(调息)心神怡宁,意念贯一(调心)两掌相合,摩指擦掌(摩手)		
1	开天辟地	仰卧位	①双手拇指指腹交替推抹额中,由上而下:印堂→神庭。②双手拇指指腹横向推抹前额,由内而外:前额→两侧颞部	柔和稳实	
2	蝶飞天庭	仰卧位	①两手一指禅偏锋推前额,攒竹→印堂→神庭→头维→太阳→攒竹,周而复始(2~3遍)。②顺势两手鱼际推抹,旋摩前额:由前额→两侧颞部(3~5遍)。③顺势由眼眶上缘→前额发际(3~5遍)	轻柔稳实,节律明快	
3	推鼻摩面	仰卧位	两手平掌鱼际推抹鼻旁两侧,顺势掌摩面颊,掌根揉擦耳郭,周而复始(5~10次)	节律明快	
4	扫散头颞	仰卧位	顺势五指相并,推擦双侧头颞。着重取穴率谷,左右同步	稳实,节律明快	
5	栉发叩头	仰卧位	两手五指端叩击头部,周而复始,前发际→后发际→颞颥	稳实	
6	门宫听会	仰卧位	双手按揉两侧耳门、听宫、听会、颧髎、颊车	柔和稳实	

顺序	项目名称	位势	操作规程	要领	计时(min)
7	轮廓尖垂	仰卧位	两手同时揉捻两侧耳郭,沿耳郭边缘(耳轮)自上而下,耳尖→耳轮脚→耳尖→耳轮→耳垂。着重尿道、肛门、膈、眼等耳穴,探索结节和敏感点,并揉而掐之	轻柔明快	
8	双脚对耳	仰卧位	两手同时揉捻两侧对耳轮上下脚和对耳轮,自上而下。对耳轮上脚→对耳轮下角→对耳轮。着重踝、膝、髋、坐骨、骶椎、腰痛点、腰、胸、颈等耳穴,探索结节和敏感点,并揉而掐之	轻柔明快	
9	三角丹田	仰卧位	两手同时揉捻两侧三角窝及邻近的耳郭。着重神门、降压点、交感等耳穴,探索结节和敏感点,并揉而掐之	轻柔明快	
10	耳甲艇腔	仰卧位	两手同时揉捻耳甲腔→耳甲艇,自下而上。着重耳甲腔:心、肺、内分泌;耳甲艇:肝、肾、膀胱、前列腺、大小肠等耳穴,探索结节和敏感点,并揉而掐之	轻柔明快	
11	屏缘入洞	仰卧位	两手同时揉捻两侧耳屏→屏间切迹→对耳屏,自内而外。着重肾上腺、脑干等耳穴,探索结节和敏感点,并揉而掐之。同时两手中指按揉耳道口	轻柔明快	
12	掩耳鸣鼓	仰卧位	①两手揉捏两侧耳郭,着重耳轮、对耳轮。②两手掌根紧掩迅放双侧耳孔(5～10次),中、示指弹击耳后乳突(5～10次)	轻柔明快	

顺序	项目名称	位势	操作规程	要领	计时（min）
13	高风亮节	仰卧位	双手拇指按揉推抹两侧耳郭后侧和耳后乳突,自上而下。着重降压沟等耳穴探索结节和敏感点,并揉而掐之	轻柔明快	
14	池府柱井	仰卧位	①两手拇、示指端按拿风池、风府。②顺势按揉天椎骨(颈椎),风府→大椎(3~5次)。③顺势拇、示指指腹推抹双侧桥弓、翳风→缺盆(3~5次),左右交替	轻柔明快	
15	一路顺风	仰卧位	双手自上而下推揉两侧耳郭	轻快稳实	
16	贴敷留行	仰卧位	根据客体的体情,贴敷王不留行籽或特制磁珠		

（六）运动通调法规范模式

见表 10 - 10。

表 10 - 10　运动通调法规范模式

顺序	项目名称	位势	操作规程	要领	计次（次/遍）	计时（min）
准备	摩手三调		形正体松,含胸拔背(调身)呼吸调匀,气沉丹田(调息)心神怡宁,意念贯一(调心)两掌相合,摩指擦掌(摩手)			
1	虎口浴身（开局）	俯卧位	两手横向以虎口推背躯,自上而下:大椎→背脊(肩筋、肩胛)→腰脊	轻柔稳实	2	1

顺序	项目名称	位势	操作规程	要领	计次（次/遍）	计时（min）
2	滚球理躯	俯卧位	两手捺、掌揉交替，自上而下：背脊（肩筋、肩胛）→腰脊→腿腘。着重取穴大椎、命门、肾俞、八髎、环跳、委中、承山	柔和、稳实、深透	3	5
3	提拔晋京	俯卧位	两手揉捏、提拿肩筋（肩井），左右交替	稳实灵巧，由轻渐重、刚中透柔	3	1
4	松鼠点月	俯卧位	两手拇指揉按两侧背脊、腰脊。着重背俞穴天宗、肺俞、膏肓俞、心俞、脾俞、肾俞、命门、腰阳关、八髎、环跳、承扶、殷门、委中、承山	稳实深透，以知为度	3	3
5	统督寻根	俯卧位	两手交替掌揉、掌推督脉（大椎→命门→长强），足太阳膀胱经下肢节段（八髎→环跳→委中→承山），足跟跟腱	柔和稳实，紧推慢移	3	2
6	叠掌循脊	俯卧位	两手掌相叠循序按压脊柱，自上而下：大椎→长强	紧压慢移，稳实蓄劲	3	2
7	环带命门	俯卧位	两手虎口横向环推带脉（命门→腰眼），平掌、鱼际推擦腰骶（命门→八髎）	稳实紧推		1
8	鱼跃龙腾	俯卧位、侧卧位	两侧后伸扳、斜扳腰脊，左右交替	先柔后刚，瞬间用力	1	1

中国保健推拿纲要

顺序	项目名称	位势	操作规程	要领	计次（次/遍）	计时（min）
9	虎口开锁	仰卧位	①拇、示指相对揉捻廉泉、人迎推揉喉管(0.5 min)。②顺势虎口横向推胸部(避开乳房)，自上而下(缺盆→中府→云门→章门→期门)(1～2 min)	轻快灵巧，稳实深透		2
10	盘缠脘腹	仰卧位	①鱼际、掌根揉摩胃腹部，自上而下：胃脘部→脐→少腹。着重取穴中脘、神阙、天枢、大横、气海、关元。②顺势平掌旋摩腹部，周而复始	柔和稳实，向上向外轻柔，向下向内重实		3
11	任冲丹田	仰卧位	①两手拇指分推任、冲脉。着重取穴天突、膻中、鸠尾、中脘、神阙、气海、关元、中极(1～2 min)。②顺势四指向并按振少腹丹田(1～2 min)，顺势两手虎口推抹双侧腹股沟(气冲)(0.5 min)	轻柔稳实，灵巧明快		2
12	髀海三溪	仰卧位	两手拇指揉拿双侧足三阴下肢节段，自上而下。着重取穴髀关、伏兔、梁丘、血海、内外膝眼、阴陵泉、阳陵泉、足三里、三阴交、昆仑、太溪	轻柔稳实，柔中透刚		3
13	屈膝拔河	仰卧位	两手扶握膝关节与足跟，先后扳拔、旋摇髋、膝、踝关节，左右交替	稳实明快，刚柔相济	3	2

顺序	项目名称	位势	操作规程	要领	计次（次/遍）	计时（min）
14	跟踪涌泉	仰卧位	①两手扶握足跟、足跗,前后相对拔伸踝关节(3～5次)。②顺势按拿、捶击足底。着重取穴涌泉及周围敏感点,左右交替(1～2 min)	稳实明快,刚柔相济	3	2
15	蝶飞天庭	仰卧位	①两手一指禅偏锋推头额,攒竹→印堂→神庭→头维→太阳→攒竹,周而复始(2～3遍)。②顺势两手拇指推抹头额,攒竹→上星,攒竹→太阳(各5遍)	紧推慢移,稳实深透	5	1.5
16	熨目掐眦	仰卧位	①两手掌搓热,即按熨双眦闭目眼眶(3～5次),顺势两手拇、示指,先揉后掐,双侧眼眶边缘。着重取穴攒竹、鱼腰、瞳子髎、四白(5～10次)。②顺势中、示指按振双侧睛明穴(1 min)	灵敏轻柔,稳实明快	9	1.5
17	鼻旁摩面	仰卧位	①两手平掌鱼际推抹鼻旁两侧,顺势掌摩面颊,掌根揉擦耳郭,周而复始(5～10次)。②顺势按揉面颊。着重取穴迎香、颊车、耳门、听宫、听会(各5～10次)	向下向外轻柔,向上向内稳实	10	1
18	掩耳鸣鼓	仰卧位	两手掌根紧掩迅放双侧耳孔(5～10次),中、示指弹击耳后高骨(5～10次)	稳实明快,灵敏轻巧	10	1
19	鹰抓五经	坐位	一手拇、示指按揉双侧太阳;另一手五指捏拿头巅,由前向后,前发际→后发际	劲力稳实,紧按慢移	5	1

中国保健推拿纲要

顺序	项目名称	位势	操作规程	要领	计次（次/遍）	计时（min）
20	栉发扫散	坐位	①两手五指端叩击头部，周而复始，前发际→后发际→颞颥。②顺势按震百会、大椎、八髎（各3次）。③顺势四肢和五指相并，推擦双侧头颞，着重取穴率谷，左右同步或交替	迅捷轻巧，稳实明快		1
21	天柱桥弓	坐位	①一手拇、示指按揉双侧太阳；另一手拇指指端按拿双侧风池，风府（各3～5次）。②顺势按揉天椎骨（颈椎），风府→大椎（3～5次）。③顺势拇、示指指腹推抹双侧桥弓，翳风→缺盆（3～5次），左右交替	稳实明快，刚中透柔	9	1
22	牵手纤指	坐位	①两手搓或指掌捏拿上肢，自上而下，着重取穴肩髃、肩髎、臂臑、曲池、手三里、内关、外关、极泉、小海、合谷。②顺势捻勒五指，左右交替	稳实深透，明快轻巧		4
23	大鹏展翅	坐位	①两手扶持肩关节两侧，先后做摇肩，提肩伸展，左右交替（各3次）。②顺势双肩抱头做扩胸伸展3次	迅捷明快，轻柔稳实	3	1
24	搓肩卫胁（收势）	坐位	①两手搓摩上肢，由上而下：肩关节→前臂（3次）。②顺势揉抖上肢（10次）。③顺势两手掌搓摩两侧胁肋，自上而下：腋下→季肋（10次）	轻巧明快，松紧柔和	23	2
合计						45

（七）男子通调法规范模式

见表 10-11。

表 10-11　男子通调法规范模式

顺序	项目名称	位势	操作规程	要领	计次（次/遍）	计时（min）
1	虎口浴身	俯卧位	虎口横向推法开局：背脊（肩筋、肩胛）→腰骶	轻柔稳实		1
2	滚球理躯	俯卧位	两手搽，掌揉交替，自上而下；背脊（肩筋、肩胛）→腰骶。着重取穴大椎、命门、肾俞、八髎、环跳、委中、承山	柔和、稳实、深透		5
3	捏脊点月	俯卧位	①两手拇、示指相对挤拧其脊柱两侧腧穴长强→大椎。捏3次提拉1次。②顺势双指揉两侧天宗→膀胱经背俞穴（着重于肺、心、肝、脾、肾俞）→命门→腰阳关→环跳→承扶→殷门→委中→承山	稳实灵巧，由轻渐重、刚中透柔	3~5	3
4	统督寻根	俯卧位	相继以掌根揉、推督脉（大椎→命门→长强）→两下肢后侧（环跳至足跟）	柔和稳实，紧推慢移		3
5	环推带脉	俯卧位	虎口横向环推带脉（命门→两侧腰眼），平掌、鱼际搽腰眼、命门、八髎	稳实紧推		3
6	虎口开锁	仰卧位	虎口横项推胸部；缺盆→锁骨→肋骨两侧	稳实紧推		3
7	盘缠脘腹	仰卧位	揉摩（鱼际、掌根、掌面）：上腹→脐→少腹→全腹	柔和稳实，向上向外轻柔、向下向内重实		5

顺序	项目名称	位势	操作规程	要领	计次（次/遍）	计时（min）
8	分推任脉	仰卧位	双手分推抹：鸠尾、中脘→脐→气海→关元→中极	轻柔稳实，灵巧明快		3
9	按振丹田	仰卧位	中指或四指指端分别按振：中脘、气海、关元、中极、曲骨	轻柔稳实，灵巧明快		3
10	虎口气冲	仰卧位	双手虎口揉推两侧，腹股沟气冲	轻快灵巧，稳实深透		3
11	兜压肾囊*	仰卧位	一手以小鱼际侧按于趾骨联合；另一手向上提振阴囊做相对兜托挤压动作	轻柔缓和，灵巧明快		2
12	揉擦肾囊*	仰卧位	一手兜托阴部；另一手以指掌鱼际揉擦阴囊睾丸，轻揉缓和	轻柔缓和，灵巧明快		2
13	按揉会阴*	仰卧位	中、示指相并按揉会阴	轻柔缓和，灵巧明快		2
14	髀关玉兔	仰卧位	推拿两侧髀关、伏兔	稳实明快，刚柔相济		3
15	三里太溪	仰卧位	按揉足三里、太溪	稳实明快，刚柔相济		2
16	太冲涌泉	仰卧位	按揉太冲、涌泉，鱼际平擦足底	稳实明快，刚柔相济		2
合计						45

＊：如有不便本项目可以采用自身推拿方式取代。

（八）女子通调法规范模式

见表 10 - 12。

表 10-12 女子通调法规范模式

顺序	项目名称	位势	操作规程	要领	计次（次/遍）	计时（min）
1	虎口浴身	准备	虎口横向推法开局：背脊（肩筋、肩胛）→腰脊（腰部两侧骶棘肌）	轻柔稳实		1
2	滚球理躯	俯卧位	两手搓、掌揉交替，自上而下：背脊（肩筋、肩胛）→腰脊→腿腘。着重取穴大椎、命门、肾俞、八髎、环跳、委中、承山	柔和、稳实、深透		5
3	提拔晋京（提拔肩筋）	俯卧位	双手提拿肩筋左右交替	稳实灵巧，由轻渐重、刚中透柔		1
4	捏脊点月	俯卧位	①两手拇、示指相对挤拧其脊柱两侧腧穴：长强→大椎。捏3次提拉1次。②顺势双指揉两侧天宗→膀胱经背俞穴（着重于肺、心、肝、脾、肾俞）→命门→腰阳关→环跳→承扶→殷门→委中→承山	稳实灵巧，由轻渐重、刚中透柔	3～5	2
5	统督寻根	俯卧位	相继以掌根揉、推督脉（大椎→命门→长强）→两下肢后侧（环跳至足跟）	柔和稳实，紧推慢移		3
6	环带命门	俯卧位	两手虎口横向环推带脉（命门→腰眼），平掌、鱼际推擦腰骶（命门→八髎）	稳实紧推		2
7	虎口开锁	仰卧位	虎口横向推上胸部：缺盆→锁骨→肋骨两侧	轻快灵巧，稳实深透		1

顺序	项目名称	位势	操作规程	要领	计次（次/遍）	计时（min）
8	梳理期章	仰卧位	两手平掌指面先后交替推摩右侧胸胁，期门→章门	柔和稳实、向上向外轻柔、向下向内重实		3
9	盘缠脘腹	仰卧位	揉摩（鱼际、掌根、掌面）：上腹→脐→少腹→全腹	柔和稳实，向上向外轻柔、向下向内重实		5
10	任冲丹田	仰卧位	①两手拇指分推任、冲脉。着重取穴天突、膻中、鸠尾、中脘、神阙、气海、关元、中极（1～2 min）。②顺势四指向并按振少腹丹田（1～2 min），顺势两手虎口推抹双侧腹股沟（气冲）（0.5 min）	轻柔稳实，灵巧明快		3
11	髀海三溪	仰卧位	两手拇指揉拿双侧足三阴下肢节段，自上而下。着重取穴髀关、伏兔、梁丘、血海，内外膝眼、阴陵泉、阳陵泉、足三里、三阴交、昆仑、太溪	轻柔稳实，柔中透刚		2
12	跟踪涌泉	仰卧位	①两手扶握足跟、足跖，前后相对拔伸踝关节（3～5次）。②顺势按拿、捶击足底。着重取穴涌泉及周围敏感点，左右交替（1～2 min）	稳实明快，刚柔相济		2
13	蝶飞天庭	仰卧位	一指禅推：攒竹→印堂→神庭→头维→太阳→攒竹	紧推慢移，稳实深透		2

顺序	项目名称	位势	操作规程	要领	计次（次/遍）	计时（min）
14	熨目捐眦	仰卧位	双手掌相对擦热即熨其双目继以双拇指甲揉捐眼眶四角：睛明、瞳子髎、四白、鱼腰	灵敏轻柔，稳实明快		1
15	鼻旁摩面	仰卧位	①两手平掌鱼际推抹鼻旁两侧，顺势掌摩面颊，掌根揉擦耳郭，周而复始（5～10 次）。②顺势按揉面颊。着重取穴迎香、颊车、耳门、听宫、听会（各 5～10 次）	向下向外轻柔、向上向内稳实	10	1
16	掩耳鸣鼓	仰卧位	双手掌紧掩迅放两耳孔，并弹击耳后高骨	稳实明快，灵敏轻巧	10	1
17	鹰爪五经	坐位	五指捏拿头顶五经	劲力稳实，紧按慢移	5	1
18	栉发扫散	坐位	①两手五指端叩击头部，周而复始，前发际→后发际→颞颥。②顺势按震百会、大椎、八髎（各 3 次）。③顺势四肢和五指相并，推擦双侧头颞，着重取穴率谷，左右同步或交替	迅捷轻巧，稳实明快		1
19	天柱桥弓	坐位	①一手拇、示指按揉双侧太阳；另一手拇指指端按拿双侧风池、风府（各 3～5 次）。②顺势按揉天椎骨（颈椎），风府→大椎（3～5 次）。③顺势拇、示指指腹推抹双侧桥弓，翳风→缺盆（3～5 次），左右交替	稳实明快，刚中透柔	10	3

顺序	项目名称	位势	操作规程	要领	计次(次/遍)	计时(min)
20	牵手纤指	坐位	①两手搽或指掌捏拿上肢,自上而下。着重取穴肩髃、肩髎、臂臑、曲池、手三里、内关、外关、极泉、小海、合谷。②顺势捻勒五指,左右交替	稳实深透,明快轻巧		3
21	搓肩卫胁(收势)	坐位	①两手搓摩上肢,由上而下:肩关节→前臂(3次)。②顺势揉抖上肢(10次)。③顺势两手掌搓摩两侧胁肋,自上而下:腋下→季肋(10次)	轻巧明快,松紧柔和	23	2
合计						45

(九) 老年通调法规范模式

见表 10-13。

表 10-13　老年通调法规范模式

顺序	项目名称	位势	操作规程	要领	计次(次/遍)	计时(min)
1	虎口浴身	俯卧位	虎口横向推法开局:背脊(肩筋、肩胛)→腰臀	轻柔稳实		2
2	细揉背躯	俯卧位	一指禅推、揉大椎→命门→腰阳关	柔和、稳实、深透		5
3	双龙戏珠	俯卧位	双手搽或掌按揉背脊→腰臀→小腿肚	稳实灵巧,由轻渐重、刚中透柔		5

顺序	项目名称	位势	操作规程	要领	计次（次/遍）	计时（min）
4	提拔晋京（提拔肩筋）	俯卧位	双手提拿肩筋左右交替	稳实深透，以知为度		1
5	松鼠点月	俯卧位	双指揉两侧天宗→膀胱经背俞穴着重于肺、心、肝、脾、肾俞）→命门→腰阳关→环跳→承扶→殷门→委中→承山	柔和稳实，紧推慢移		2
6	统督寻根	俯卧位	相继以掌根揉、推督脉（大椎→命门→长强）→两下肢后侧（环跳至足跟）	紧压慢移，稳实蓄劲		5
7	温通命门	俯卧位	平掌、鱼际擦腰眼、命门、八髎	稳实紧推		5
8	虎口开锁	仰卧位	虎口横向推上胸部：缺盆→锁骨→肋骨两侧	轻快灵巧，稳实深透		2
9	盘缠脘腹	仰卧位	揉摩（鱼际、掌根、掌面）：上腹→脐→少腹→全腹	柔和稳实，向上向外轻柔，向下向内重实		5
10	按振丹田	仰卧位	中指或四指指端分别按振：中脘、气海、关元、中极	轻柔稳实，柔中透刚		2
11	气冲血海	仰卧位	双手虎口推揉双侧腹股沟气冲，揉拿髀关、伏兔、梁丘、血海、内膝眼、外膝眼	稳实明快，刚柔相济		2
12	三里太溪	仰卧位	揉拿双侧足三里、阴陵泉、阳陵泉、三阴交、昆仑、太溪	稳实明快，刚柔相济		1

中国保健推拿纲要

顺序	项目名称	位势	操作规程	要领	计次（次/遍）	计时（min）
13	涌泉探宝	仰卧位	按拿双侧涌泉及足底各部位	紧推慢移，稳实深透		3
14	蝶飞天庭	仰卧位	一指禅推：攒竹→印堂→神庭→头维→太阳→攒竹	灵敏轻柔，稳实明快		2
15	指振睛明	仰卧位	拇指两指端按振双侧睛明	稳实明快，灵敏轻巧		1
16	开天辟地	仰卧位	双拇指推揉抹：攒竹→上星→攒竹→太阳	稳实明快，灵敏轻巧	5	
17	浴面推鼻	仰卧位	双手掌摩面抹额推鼻擦耳，周而复始	向下向外轻柔、向上向内稳实	10	
18	掩耳鸣鼓	仰卧位	双手掌紧掩迅放两耳孔，并弹击耳后高骨	稳实明快，灵敏轻巧	10	
19	鹰爪五经	坐位	五指捏拿头顶五经	劲力稳实，紧按慢移	5	
20	扫散头颞	坐位	四指或五指端分别推扫两侧头颞部（率谷）	迅捷轻巧，稳实明快		
21	推抹桥弓	坐位	拇、示指腹推抹两侧桥弓：翳风→缺盆，左右交替	稳实明快，刚中透柔	10	
22	风池进府	坐位	拇、示指端按拿风池、风府	稳实深透，明快轻巧	5	
23	指点天柱	坐位	双拇指分别按压颈椎：风府→大椎	稳实深透，明快轻巧	5	
24	跃龙滚球	坐位	双手擦肩筋、肩胛、上臂前后侧	迅捷明快，轻柔稳实		2

顺序	项目名称	位势	操作规程	要领	计次（次/遍）	计时（min）
25	牵手纤指	坐位	摇肩臂、捻手指	迅捷明快，轻柔稳实	2	
26	搓肋卫胁	坐位	双手搓摩两侧胸肋，极泉→章门	轻巧明快，松紧柔和	3	
合计						45

（十）小儿通调法规范模式

见表10-14。

表10-14 小儿通调法规范模式

顺序	项目名称	位势	操作规程	要领	计次（次/遍）	计时（min）
1	开天门、推坎宫	仰卧位	①两手以拇指指腹相继交替推抹其前额：印堂→神庭。②两手以拇指指腹由内向外推抹其前额：印堂→丝竹空	轻柔稳实	24	1
2	运太阳、抚头巅	仰卧位	①两手以拇指指腹揉运其两侧太阳。②五指微屈，以指掌面抚摩其头：前发际→头顶→后枕部。顺、逆方向皆操作。③以示、中、无名指指腹相并，揉摩其头顶囟门部。轻柔明快，顺、逆时针方向皆操作	轻柔明快	25	2
3	揉迎香、拿风池	仰卧位	①以示、中指指端分别按揉其两侧迎香（各24次）。②以拇、示指相对揉拿其两侧风池（各3～5次）	轻快灵巧，稳实深透	26	1

中国保健推拿纲要

顺序	项目名称	位势	操作规程	要领	计次（次/遍）	计时（min）
4	推脾土、拿合谷	仰卧位	①一手握其手掌并屈其拇指，一手以拇指桡侧端直推其拇指桡侧：指甲→指根（脾经）。轻柔明快。②以拇、示指相对揉拿其合谷、劳宫	柔和稳实，向上向外轻柔、向下向内重实	3～5	6
5	揉肚脐、摩脘腹	仰卧位	①以手掌大鱼际揉其脘腹：中脘→神阙。②以指掌揉摩其脘腹部。顺时针方向，升摩轻柔，降摩稳实	紧揉慢移	2～3	6
6	拿三里、摇肢节	仰卧位	①以拇、示指相对按拿其足三里、阴陵泉。左右交替。②两手握住其肢节一端，做适当幅度的旋摇。上、下肢及左、右侧顺序交替	紧推慢移，稳实深透	15～25	5
7	捏脊柱、按背俞	俯卧位	①以示、中、无名指指腹相并，按揉其脊柱：大椎→长强。紧揉慢移。②两手以拇、示指相对挟持，挤拧其脊柱两旁肌肤，做捻转移动：长强→大椎，每捏挤1次后提拉1次。返程时，顺序按揉其背俞穴。着重于风门、肺俞、心俞、膏肓俞、脾俞、肾俞、大肠俞、八髎	向下向外轻柔，向上向内稳实	5～8	6
8	提肩筋、搓胸腰	俯卧位	①两手以拇、示指相对揉拿、提拉其两侧肩筋。左右交替。②两手以指掌相对搓摩其胸胁、腰腹两侧。自上而下，紧搓慢移	劲力稳实，紧按慢移	6～10	3
合计						30

（十一）脏腑通调法规范模式

见表10-15。

表10-15　脏腑通调法规范模式

顺序	项目名称	位势	操作规程	要领	计次（次/遍）	计时（min）
准备	摩手三调		形正体松，含胸拔背（调身），呼吸调匀，气沉丹田（调息），心神怡宁，意念贯一（调心），两掌相合，摩指擦掌（摩手）			
1	虎口浴身（开局）	俯卧位	两手横向以虎口推背躯，自上而下：大椎→背脊（肩筋、肩胛）→腰臀	轻柔稳实	2	1
2	提拔晋京	俯卧位	两手揉捏、提拿肩筋（肩井），左右交替（以下同）	稳实灵巧，由轻渐重、刚中透柔	3	1
3	捏脊点月	俯卧位	①两手拇、示指相对挤拧其脊柱两侧腧穴：长强→大椎。捏3次提拉1次。②顺势双指揉两侧天宗→膀胱经背俞穴（着重于肺、心、肝、脾、肾俞）→命门→腰阳关→环跳→承扶→殷门→委中→承山	稳实灵巧，由轻渐重、刚中透柔	3~5	1
4	统督寻根	俯卧位	两手交替掌揉、掌推督脉（大椎→命门→长强）、足太阳膀胱经下肢节段（八髎→环跳→委中→承山）、足跟跟腱	柔和稳实，紧推慢移	3	2
5	环带命门	俯卧位	两手虎口横向环推带脉（命门→腰眼），平掌、鱼际推擦腰骶（命门→八髎）	稳实紧推		1

顺序	项目名称	位势	操作规程	要领	计次（次/遍）	计时（min）
6	虎口开锁	仰卧位	①拇、示指相对揉捻廉泉、人迎推揉喉管。②顺势虎口横向推，拇指指腹揉按胸部（避开乳房），自上而下：缺盆→中府→云门→章门→期门	轻快灵巧，稳实深透		2
7	盘缠脘腹	仰卧位	①鱼际、掌根揉摩胃腹部，自上而下：胃脘部→脐→少腹（着重取穴中脘、神阙、天枢、大横、气海、关元）。②顺势平掌旋摩腹部，周而复始	柔和稳实，向上向外轻柔，向下向内重实		5
8	梳理期章	仰卧位	两手平掌指面先后交替推摩右侧胸胁，期门→章门	柔和稳实，向上向外轻柔，向下向内重实		3
9	任冲丹田	仰卧位	①两手拇指分推任、冲脉。着重取穴天突、膻中、鸠尾、中脘、神阙、气海、关元、中极（1~2 min）。②顺势四指向并按振少腹丹田（1~2 min），顺势两手虎口推抹双侧腹股沟（气冲）（0.5 min）	轻柔稳实，灵巧明快		3
10	髀海三溪	仰卧位	两手拇指揉拿双侧足三阴下肢节段，自上而下。着重取穴髀关、伏兔、梁丘、血海，内外膝眼、阴陵泉、阳陵泉、足三里、三阴交、昆仑、太溪	轻柔稳实，柔中透刚		1

顺序	项目名称	位势	操作规程	要领	计次(次/遍)	计时(min)
11	太冲潜阳	仰卧位	鱼际推擦足外侧,按揉丘墟、足临泣、太冲	轻柔稳实		3
12	跟踪涌泉	仰卧位	①两手扶握足跟、足跗,前后相对拔伸踝关节(3~5次)。②顺势按拿、捶击足底。着重取穴涌泉及周围敏感点,左右交替(1~2 min)	稳实明快,刚柔相济	3	2
13	二关三阳	仰卧位	一指禅推或按拿内外关、阳池、阳溪、阳谷	稳实明快		2
14	天柱桥弓	坐位	①一手拇、示指按揉双侧太阳,一手拇指指端按拿双侧风池、风府(各3~5次)。②顺势按揉天椎骨(颈椎),风府→大椎(3~5次)。③顺势拇、示指指腹推抹双侧桥弓,翳风→缺盆(3~5次),左右交替	稳实明快,刚中透柔	10	2
15	搓肋卫胁(收势)	坐位	①揉抖上肢(10次)。②顺势两手掌搓摩两侧胁肋,自上而下:腋下→季肋(10次)	轻巧明快,松紧柔和	23	1
合计						30

(十二) 心神通调法规范模式

见表 10 - 16。

表 10‑16　心神通调法规范模式

顺序	项目名称	位势	操作规程	要领	计时 (min)	
					A	B
准备	摩手三调		形正体松,含胸拔背(调身)呼吸调匀,气沉丹田(调息)心神怡宁,意念贯一(调心)两掌相合,摩指擦掌(摩手)			
1	虎口浴身(开局)	俯卧位	两手横向以虎口推背躯,自上而下:大椎→背脊(肩筋、肩胛)→腰臀	轻柔稳实		2
2	擒拿夹脊	俯卧位	拇、示指捏拿颈椎两旁夹脊;两手拇指交替按压颈椎	柔和、稳实、深透		3
3	风池进府	俯卧位	拇、示指端按拿风池、风府	稳实深透,以知为度		1
4	提拔晋京	俯卧位	两手揉捏、提拿肩筋(肩井),左右交替	稳实灵巧,由轻渐重、刚中透柔		2
5	松鼠点月	俯卧位	两手拇指揉按两侧背脊、腰臀。着重背俞穴天宗、肺俞、膏肓俞、心俞、脾俞、肾俞、命门、腰阳关、八髎	稳实深透,以知为度		3
6	统督寻根	俯卧位	两手交替掌揉、掌推督脉(大椎→命门→长强)、足太阳膀胱经下肢节段(八髎→环跳→委中→承山)→足跟跟腱	柔和稳实,紧推慢移		3
7	叠掌循脊	俯卧位	两手掌相叠循序按压脊柱,自上而下:大椎→长强	紧压慢移,稳实蓄劲		2
8	环带命门	俯卧位	两手虎口横向环推带脉(命门→腰眼),平掌、鱼际推擦腰骶(命门→八髎)	稳实紧推		2

顺序	项目名称	位势	操作规程	要领	计时(min)	
					A	B
9	开天辟地	仰卧位	①双手拇指指腹交替推抹额中:印堂→神庭。②双手拇指指腹横向推抹前额:前额→两侧颞部			2
10	蝶飞天庭	仰卧位	①两手一指禅偏锋推前额,攒竹→印堂→神庭→头维→太阳→攒竹,周而复始(2～3遍)。②顺势两手鱼际推抹,旋摩前额:由前额→两侧颞部(3～5遍)。③顺势由眼眶上缘→前额发际(3～5遍)	紧推慢移,缓和稳实		4
11	熨目掐眦	仰卧位	①两手掌搓热,即按熨双眦闭目眼眶,顺势两手拇、示指先揉后掐双侧眼眶边缘。着重取穴攒竹、鱼腰、瞳子髎、四白。②顺势中、示指按振双侧睛明穴	向下向外轻柔、向上向内稳实		2
12	鼻旁摩面	仰卧位	①两手平掌鱼际推抹鼻旁两侧,顺势掌摩面颊,掌根揉耳郭(5～10次)。②顺势按揉面颊。着重取穴迎香、颊车、耳门、听宫、听会	柔缓稳实		2
13	滚振颞巅	仰卧位	①滚头颞部,左右交替。②拇指按振百会穴、四神聪、角孙	劲力稳实,紧按慢移		6
14	栉发扫散	仰卧位	①两手五指端叩击头部,周而复始,前发际→后发际→颞颥。②顺势五指相并,推擦双侧头颞。着重取穴率谷,左右同步或交替	迅捷轻巧,稳实明快		3

顺序	项目名称	位势	操作规程	要领	计时（min）	
					A	B
15	门听顺风	仰卧位	①双手示、中指并揉耳门、听宫、听会等腧穴，并顺势按揉耳后高骨至翳风，推抹至缺盆。②拇指与中、示指相对揉捏耳垂及整个耳郭，以热为度	紧推揉按、紧搓缓摩，向上稳实、向下轻柔		2
16	掩耳鸣鼓	仰卧位	①两手揉捏两侧耳郭，着重耳轮、对耳轮。②两手掌根紧掩迅放双侧耳孔（5～10次），中、示指弹击耳后乳突（5～10次）	稳实明快，灵敏轻巧		2
17	虎口开锁	仰卧位	①拇、示指相对揉捻廉泉、人迎推揉喉管。②顺势虎口横向推，拇指指腹揉按胸部（避开乳房），自上而下：缺盆→中府→云门→章门→期门	轻快灵巧，稳实深透		2
18	盘缠脘腹	仰卧位	①鱼际、掌根揉摩胃腹部，自上而下：胃脘部→脐→少腹（着重取穴中脘、神阙、天枢、大横、气海、关元）。②顺势平掌旋摩腹部，周而复始	柔和稳实，向上向外轻柔，向下向内重实		5
19	髀海三溪	仰卧位	两手拇指揉拿双侧足三阴下肢节段，自上而下。着重取穴髀关、伏兔、梁丘、血海，内外膝眼、阴陵泉、阳陵泉、足三里、三阴交、昆仑、太溪	轻柔稳实，柔中透刚		3
20	太冲潜阳	仰卧位	鱼际推擦足外侧，按揉丘墟、足临泣、太冲	轻柔稳实		3

顺序	项目名称	位势	操作规程	要领	计时（min）	
					A	B
21	太溪育阴	仰卧位	鱼际推擦足内侧，按揉太溪、照海、然谷	轻柔稳实		3
22	跟踪涌泉	仰卧位	①两手扶握足跟、足跖，前后相对拔伸踝关节（3～5次）。②顺势按拿、捶击足底。着重取穴涌泉及周围敏感点，左右交替（1～2 min）	稳实明快，刚柔相济		3
合计						65

（十三）整复筋骨/颈肩法规范模式

见表 10-17。

表 10-17　整复筋骨/颈肩法规范模式

顺序	项目名称	位势	操作规程	要领	计次（次/遍）	计时（min）
1	虎滚项背	俯卧/坐位	先虎口横向推继而搓其颈项、肩背部；以平掌推、拇、示指按捏背脊、肩胛部，左右交替	轻柔稳实		10
2	鹰爪夹脊	俯卧/坐位	两手拇指交替按压颈椎；拇、示指捏拿颈椎两旁夹脊	柔和、稳实、深透		4
3	托拔天柱	俯卧/坐位	拇指指腹按揉颈椎棘突，并扶持后枕、前额做前屈、后伸；双手托其下颌向上拔伸、左右旋动颈项	稳实灵巧，由轻渐重、刚中透柔		1
4	风池进府	俯卧/坐位	拇、示指端按拿风池、风府	稳实深透，以知为度	3	1

顺序	项目名称	位势	操作规程	要领	计次（次/遍）	计时（min）
5	探究天应	俯卧/坐位	着重按揉、捏拿颈肩部痉挛肌肉和压痛点	柔和稳实，紧推慢移	3	4
6	提拔晋京	俯卧/坐位	两手揉捏、提拿肩筋（肩井），左右交替	稳实灵巧，由轻渐重、刚中透柔	3	1
7	大鹏展翅	俯卧/坐位	①两手扶持肩关节两侧，先后做提肩伸展，左右交替（各3次）。②顺势双肩抱头做扩胸伸展3次	迅捷明快，轻柔稳实	3	1
8	极泉海关	仰卧/坐位	指掌相对，两手交替捏拿上肢：极泉→少海→小海→外关、内关→合谷，左右交替	稳实紧推		1
9	旋摇肩袖	仰卧/坐位	先后做托肘摇、大旋摇肩关节，左右前后交替	轻柔明快		2
10	牵手纤指	仰卧/坐位	①两手搓其上肢，自上而下。着重取穴肩髃、肩髎、臂臑、曲池、手三里、内关、外关、极泉、小海、合谷。②顺势捻勒五指，左右交替	稳实深透，明快轻巧		2
11	搓抖肩臂	仰卧/坐位	①两手搓摩上肢，由上而下：肩关节→前臂（3次）。②顺势揉抖上肢（10次），左右交替	柔和稳实，向上向外轻柔、向下向内重实		2
12	搓肋卫胁（收势）	仰卧/坐位	两手掌搓摩两侧胁肋，自上而下：腋下→季肋	轻巧明快，松紧柔和	3	1
合计						30

（十四）整复筋骨/背腰法规范模式

见表 10 - 18。

表 10 - 18　整复筋骨/背腰法规范模式

顺序	项目名称	位势	操作规程	要领	计次（次/遍）	计时（min）
1	滚球理躯	俯卧位	两手交替搓、掌揉背腹部，自上而下：背脊（肩筋、肩胛）→腰臀→腿腨。着重取穴大椎、命门、肾俞、八髎、环跳、委中、承山	柔和、稳实、深透		5
2	提拔晋京	俯卧位	两手揉捏、提拿肩筋（肩井），左右交替	稳实灵巧，由轻渐重、刚中透柔	3	1
3	叠掌循脊	俯卧位	两手掌相叠循序按压脊柱，自上而下：大椎→长强	紧压慢移，稳实蓄劲	3	2
4	弹击腰臀	俯卧位	以两手拇指弹拨、进而捶击腰背、腰骶和腿臀部两侧夹脊、腰臀	柔和稳实，紧推慢移		4
5	探究天应	俯卧位	顺上势着重按揉、捏拿背腰部痉挛肌肉和压痛点	柔和稳实，紧推慢移		4
6	环带命门	俯卧位	两手虎口横向环推带脉（命门→腰眼）、平掌、鱼际推擦腰骶（命门→八髎）	稳实紧推，温热为度	1	4
7	环门中山	俯卧位	以拇指、屈示指或肘关节鹰嘴突点压环跳，拇、示指相对捏拿、推压殷门→委中→承山	刚中有柔，以知为度		4
8	鱼跃龙门	俯卧位	双侧后伸扳腰脊	先柔后刚，瞬间用力	1	1

续　表

顺序	项目名称	位势	操作规程	要领	计次（次/遍）	计时（min）
9	卧龙腾云	俯卧位	双侧斜扳腰脊	先柔后刚，瞬间用力	1	1
10	屈膝拔河	俯卧位	两手扶握膝关节与足跟，先后扳拔、旋摇髋、膝、踝关节，左右交替	稳实明快，刚柔相济	3	2
11	大鹏展翅	坐位	①两手扶持肩关节两侧，先后做摇肩，提肩伸展，左右交替（各3次）。②顺势双肩抱头做扩胸伸展3次	迅捷明快，轻柔稳实	3	1
12	背驮仙境	站位	同客体相背而站，肘臂挽住其两肘臂，做弯腰、背驮、晃腰、屈膝、挺臀等拔伸动作	稳实明快	3	1
合计						30

（十五）整复筋骨/四肢法规范模式

见表10-19。

表10-19　整复筋骨/四肢法规范模式

顺序	项目名称	位势	操作规程	要领	计次（次/遍）	计时（min）
1	虎口浴臂	仰卧位/坐位	虎口横向推揉上前臂内外侧，肩→肘→腕。左右交替（下同）	轻柔稳实		2
2	滚球肱肘	仰卧位/坐位	㨰其上臂、前臂内外侧，肩→肘→腕	柔和稳实，紧推慢移		4

中国保健推拿纲要

顺序	项目名称	位势	操作规程	要领	计次（次/遍）	计时（min）
3	极泉海关	仰卧位/坐位	拇示指或指掌相对捏拿上臂、前臂、内外侧，肩→肘→腕。着重取穴极泉、少海、小海、内关、外关、阳关、阳溪、阳谷、合谷	稳实紧推	2	3
4	探究天应	仰卧位/坐位	拇示指相对着重按揉、捏拿臂肘腕关节痉挛肌肉和压痛点	柔和稳实、紧推慢移	2	4
5	旋腕勒指	仰卧位/坐位	①两手分别握持腕关节两端做旋摇、拔伸。②顺势先捻后勒五指关节	柔和、稳实、深透		1
6	温通肘臂	仰卧位/坐位	指掌相对推擦肘臂内外侧。着重于痉挛肌肉和压痛点	稳实明快，以热为度		1
7	玉兔滚球	仰卧位	两手相继揉其腿股部，由上而下，且一手揉，另一手捏拿大腿下端。着重于伏兔、梁丘、血海	紧揉慢移，稳实轻柔		3
8	哪吒膝眼	仰卧位	①拇示指相对按捏、揉拿两膝眼、膝前及痉挛肌肉和压痛点。②顺势两手搓摩膝关节内外侧	柔和稳实，以知为度		3
9	二陵股腨	仰卧位	拇、示指相对捏拿阴陵泉、阳陵泉、足三里、三阴交、绝骨、昆仑、太溪及痉挛肌肉和压痛点，指掌相对捏拿腿腨	柔和稳实		3
10	解溪扣跖	仰卧位	按揉足背解溪→跖骨间隙	稳实明快，刚柔相济		2

顺序	项目名称	位势	操作规程	要领	计次(次/遍)	计时(min)
11	跟踪追击(脚)	仰卧位	拔伸踝关节、击双侧足底、足跟	刚柔相济，柔中透刚	2	2
12	涌泉探宝	仰卧位	①按拿双侧涌泉及足底各部域。着重于按压足底敏感点。②顺势鱼际侧推擦足底涌泉	稳实明快，以热为度	2	2
合计						30

(十六) 消劳除累法规范模式

见表 10-20。

表 10-20　消劳除累法规范模式

顺序	项目名称	位势	操作规程	要领	计次(次/遍)	计时(min)
1	摩背搓腰、压脊推腿	俯卧位	① 以指掌、掌根揉摩背腰部：大椎→长强	紧揉慢移	2～3	
			② 以搂法施于其腰背、腿臀部：大椎→长强→环跳→委中→承山	紧慢移，左右交替	2～3	
			③掌相叠，以掌根按压其脊柱：大椎→长强	节律明快	2～3	
			④ 以指掌、掌根推按其股腘部：环跳→委中→承山	紧按慢推，左右交替	2～3	
2	拿肩井、按背俞	俯卧位	① 两手以拇指和示指、中指、无名指相对，捏拿其两侧肩井	稳实明快，刚柔相济	2～3	

顺序	项目名称	位势	操作规程	要领	计次（次/遍）	计时（min）
			② 两手以拇指指腹按揉其腰背部主要腧穴,自上而下:风门→天宗→膏肓俞→心俞→脾俞→肾俞→腰眼→大肠俞→八髎	稳实明快,刚柔相济	3～5	
3	分推背腰、搓摩腰胁	俯卧位	① 两手张开,以虎口部分推其背腰部,即由脊柱向两旁分推:大椎→长强	柔和稳实,紧推慢移	2～3	
			② 两手张开,以指掌搓摩其胸胁两侧:腋下→胁肋	刚柔相济,柔中透刚	2～3	
4	捏捶股腘、摇搓髋膝	仰卧位	① 两手以指掌捏拿其大腿内、外侧和小腿,并顺势按拿其主要穴位:气冲→伏兔→梁丘→血海→阴陵泉→阳陵泉→足三里→委中→承山→三阴交→昆仑→太溪→太冲→涌泉	稳实明快	3～5	
			② 先以虚掌拍击,后以虚拳捶击其大腿内、外侧和小腿	柔和稳实,以知为度	2～3	
			③ 两手扶持其小腿两端,屈伸其髋、膝关节,并做最大幅度的内、外旋摇	柔和稳实,以知为度	3～5	
			④ 两手指掌相对搓摩其大腿内、外侧和小腿。自上而下,紧搓慢移,左右交替	稳实明快,刚柔相济	2～3	

中国保健推拿纲要

续　表

顺序	项目名称	位势	操作规程	要领	计次（次/遍）	计时（min）
5	擦肩拿臂、摇扳肩袖	坐位	① 以擦法施于其肩臂前、外、后侧。自上而下，左右交替	紧擦慢移，稳实轻柔		2～3
			② 以指掌捏拿其肩臂内、外侧，并顺势按拿其主要穴位：肩颙、肩髎→极泉、臂臑→曲池、少海→内关、外关→合谷、劳宫，左右交替	柔和稳实，以知为度	3～5	
			③ 两手分别扶持其肩端和肘臂，做内、外环旋摇动（3～5 次），并做小幅度的过伸扳动、前举、外展、后弯（1～2），左右交替	刚柔相济		
6	搓抖上肢、拍捶颈腰	坐位	① 两手指掌相对搓摩其肩臂前、后侧。自上而下，紧搓慢移（2～3 遍），并继以两手握持其腕掌，做小幅度的上下持续颤抖（0.5～1 min）。节律明快，左右交替	刚柔相济，柔中透刚		
			② 先以虚掌拍打，后以虚拳捶击其颈部大椎，腰骶部腰阳关。各 3 次	节律明快		
合计						30

（十七）消劳除烦法规范模式

见表 10－21。

表 10‑21　消劳除烦法规范模式

顺序	项目名称	位势	操作规程	要领	计次（次/遍）	计时（min）
1	推抹面额、栉发叩头	坐位或仰卧位	① 一手扶持其后枕部，另一手以一指禅推法施于其前额：印堂→神庭→头维→太阳→鱼腰→攒竹→印堂	紧推慢移，左右往返	2～3	
			② 两手以示、中、无名指相并扶持其两侧颞部，以拇指指腹相继交替推抹其前额，分推其颌面：攒竹→眉冲→头维→率谷；攒竹→鱼腰→太阳→率谷；睛明→四白→瞳子髎→率谷；分别由迎香、人中、承浆→地仓→颊车→耳门→率谷→翳风	紧抹慢移，顺势按揉上述穴位		1～2
			③ 一手扶持其前额，另一手五指微屈，以五指指腹捏拿其头部：前发际→头顶→后枕部	紧拿慢移	3～5	
			④ 两手微屈，以五指指端叩击其头部：前发际→头顶→颞部→后枕部	紧叩慢移，轻巧明快	3～5	
2	扫散头颞、按震头顶	坐位	① 一手扶持其一侧颞部，另一手拇指伸直，其余四指并拢微屈，以拇指桡侧端和其余四指指端单向推动其另一侧颞部：头维→率谷→翳风	节律明快，左右交替	20～30	
			② 先以拇指指腹按揉其头顶百会（5～10 次），后以虚掌拍击其头顶百会（2～3 次）	刚柔相济，柔中透刚		

顺序	项目名称	位势	操作规程	要领	计次（次/遍）	计时（min）
3	拿风池、推桥弓、提肩井、按膏肓	坐位	① 先以拇、示指相对按拿其两侧风池（3～5次）继以顺势推抹其两侧桥弓：风池→翳风→缺盆，左右交替（5～10次）	柔和稳实，以知为度		
			② 两手以拇、示、中指相对揉捏、提拿其两侧肩井。柔和快速，捏3次提1次。左右交替，各3次	柔和稳实，以知为度		
			③ 两手以示、中、无名指扶持其肩端，拇指指腹按揉其两侧膏肓俞（5～10次）	刚柔相济，柔中透刚		
4	捏脊按腧、摩腹拿穴	俯卧位仰卧位	① 两手以拇、示指相对挟持、挤拧其脊柱两旁肌肤，做辗转移动：长强→大椎。每捏挤3次，提拉1次。返程时，顺序以拇指指腹按揉其脊柱两旁腧穴。着重于风门、肺俞、膏肓俞、心俞、脾俞、肾俞、大肠俞	柔和、稳实、深透		3～5
			② 以平掌着力揉摩其脘腹部，顺时针向，周而复始，升摩轻柔，降摩稳实	柔和、稳实、深透		3～5
			③ 以拇指和示、中指相对按揉其四肢部主要穴位。上肢：曲池→小海→神门→合谷→劳宫；下肢：足三里→阳陵泉→三阴交→太冲→涌泉	稳实明快，刚柔相济		2～3
合计						30

（十八）消劳明目法规范模式

见表 10 - 22。

表 10 - 22　消劳明目法规范模式

顺序	项目名称	位势	操作规程	要领	计次（次/遍）	计时（min）
1	推抹面额、栉发叩头	坐位或仰卧位	① 一手扶持其后枕部，另一手以一指禅推法施于其前额：印堂→神庭→头维→太阳→鱼腰→攒竹→印堂	紧推慢移，左右往返	2～3	
			② 两手以示、中、无名指相并扶持其两侧颞部，以拇指指腹相继交替推抹其前额，分推其颌面：攒竹→眉冲→头维→率谷；攒竹→鱼腰→太阳→率谷；睛明→四白→瞳子髎→率谷；分别由迎香、人中、承浆→地仓→颊车→耳门→率谷→翳风	紧抹慢移，顺势按揉上述穴位		1～2
			③ 一手扶持其前额，另一手五指微屈，以五指指腹捏拿其头部：前发际→头顶→后枕部	紧拿慢移	3～5	
			④ 两手微屈，以五指指端叩击其头部：前发际→头顶→颞部→后枕部	紧叩慢移，轻巧明快	3～5	
2	掐振四眦、熨颤两目	坐位或仰卧位	① 两手以拇指指甲掐其两侧睛明、鱼腰、瞳子髎、四白	柔缓轻巧	5～10	
			② 以拇、示指指端按其两侧攒竹，做节律持续振颤			2～3

顺序	项目名称	位势	操作规程	要领	计次（次/遍）	计时（min）
			③ 两手掌摩擦极热，以掌心敷熨其双目		3～5	
			④ 以掌心轻按其眼眶，做节律持续振颤，左右交替			2～3
3	扫散头颞、按震头顶	坐位	① 一手扶持其一侧颞部，另一手拇指伸直，其余四指并拢微屈，以拇指桡侧端和其余四指指端单向推动其另一侧颞部：头维→率谷→翳风	节律明快，左右交替	20～30	
			② 先以拇指指腹按揉其头顶百会（5～10 次）。后以虚掌拍击其头顶百会（2～3 次）	柔和、稳实、深透		
4	捻捏耳垂、按揉翳风	坐位或仰卧位	① 两手以拇、示指相对捻捏其两侧耳垂	轻柔稳实		2～3
			② 两手以拇指指端按揉其两侧翳风	柔和稳实	5～10	
5	拿风池、推桥弓、提肩井、按膏肓	坐位	① 先以拇、示指相对按拿其两侧风池（3～5 次），继以顺势推抹其两侧桥弓：风池→翳风→缺盆，左右交替（5～10 次）	轻柔稳实		
			② 两手以拇、示、中指相对揉捏、提拿其两侧肩井。柔和快速，捏 3 次提 1 次。左右交替，各 3 次			

续 表

顺序	项目名称	位势	操作规程	要领	计次（次/遍）	计时（min）
			③ 两手以示、中、无名指扶持其肩端，拇指指腹按揉其两侧膏肓俞		5～10	
6	拿合谷、按三里	坐位或仰卧位	以拇、示、中指相对按拿其合谷、足三里。左右交替	柔和、稳实、深透	5～10	
合计						20

(十九) 消劳润嗓法规范模式

见表 10 - 23。

表 10 - 23　消劳润嗓法规范模式

顺序	项目名称	位势	操作规程	要领	计次（次/遍）	计时（min）
1	揉捻喉结、推抹喉管	坐位或仰卧位	以拇、示指指腹相对揉捻其喉结两旁：廉泉→人迎（2～3 min）。顺势推抹其喉管两旁：人迎→缺盆（15～20 次）	柔和稳实		
2	推按天柱、捏拿夹脊	坐位或俯卧位	① 以指掌虎口部横向推其颈项：风府→大椎	紧推慢移	3～5	
			② 以两手拇指交替按压其颈椎	自上而下，紧按慢移	3～5	
			③ 以拇、示指相对捏拿其颈椎两旁	自上而下，紧捏慢移	3～5	

顺序	项目名称	位势	操作规程	要领	计次（次/遍）	计时（min）
3	拿风池、推桥弓、提肩井、按膏肓	坐位	① 先以拇、示指相对按拿其两侧风池（3～5次）。继以顺势推抹其两侧桥弓：风池→翳风→缺盆，左右交替（各5～10）	稳实明快，刚柔相济		
			② 两手以拇、示、中指相对揉捏、提拿其两侧肩井。柔和快速，捏3次提1次，左右交替	稳实明快，以知为度	3	
			③ 两手以示、中、无名指扶持其肩端，拇指指腹按揉其两侧膏肓俞	刚柔相济，柔中透刚	5～10	
4	按天突、揉缺盆、震大椎	坐位	① 以中指指端揉按其天突	稳实轻柔，刚柔相济		1～2
			② 两手以示、中指指腹推揉其两侧缺盆			1～2
			③ 先以虚掌拍击，后以虚拳拳背、拳眼捶击其大椎			3～5
合计						20

（二十）消劳培元法规范模式

见表10-24。

表10-24　消劳培元法规范模式

顺序	项目名称	位势	操作规程	要领	计次（次/遍）	计时（min）
1	环推带脉、平擦腰尻	坐位或俯卧位	① 两手张开、以指掌虎口部横向推揉其带脉：命门→腰阳关	紧推慢移	3～5	

顺序	项目名称	位势	操作规程	要领	计次(次/遍)	计时(min)
			② 以平掌鱼际摩擦其腰骶部:腰阳关→八髎	紧擦慢移	3～5	
2	捏脊按腧、推擦督脉	俯卧位	① 两手以拇、示指相对挟持,挤拧其脊柱两旁肌肤,做辗转移动:长强→大椎。每捏挤 3 次,提拉 1 次。返程时,顺序以拇指指腹按揉其脊柱两旁腧穴。着重于肺俞、膏肓俞、心俞、脾俞、肾俞、大肠俞和八髎	柔和稳实,紧推慢移	3～5	
			② 以鱼际、掌根推擦其背部督脉:大椎→长强	稳实明快,以热为度		1～2
3	摩振肚腹、斜擦气街	仰卧位、坐位	① 以平掌、掌根盘摩其脘腹部:胃脘→脐→少腹,顺时针向,周而复始,升摩轻柔,降摩稳实			2～3
			② 以掌根按其少腹部,或以示、中、无名指指端按其气海、关元、中极,运气振颤,节律持续	刚柔相济,柔中透刚		2～3
			③ 主客体腹背相依而坐,两手以手掌小鱼际侧斜擦其小腹两侧腹股沟		15～20	
4	揉会阴、按三里、拿太冲、擦涌泉	仰卧位	① 以示、中指指腹揉按其会阴(如有不便本法可以自身推拿方式取代)	稳实轻柔,柔中透刚	5～10	3～5
			② 以拇、示、中指相对按拿其足三里、太冲。左右同法		5～10	3～5

顺序	项目名称	位势	操作规程	要领	计次(次/遍)	计时(min)
			③ 以手掌小鱼际侧摩擦其足底。左右同法			3～5
合计						30

(二十一) 肾脾固本法规范模式

见表 10 - 25。

表 10 - 25　肾脾固本法规范模式

顺序	项目名称	位势	操作规程	要领	计次(次/遍)	计时(min)
1	掩耳弹枕、捻郭按穴	仰卧位	① 两手微屈,以掌心相对紧掩其两侧耳孔,再骤然放开	连续紧掩、放开	5～10	
			② 两手微屈,以掌心相对按掩其两侧耳孔,五指扶持后枕部,以示、中指相压后弹击后枕	稳实明快,刚柔相济	10～15	
			③ 两手以拇、示指指腹相对捻捏,提拉其两侧耳郭:耳尖→耳垂	轻柔明快,以知为度	5～10	
			④两手以拇指指端按揉其两侧耳前凹陷和耳后乳突,耳门→听宫→听会→翳风		5～10	
2	揉摩脘腹、斜擦丹田	坐位或仰卧位	① 以指掌面旋摩其脘腹,顺时针向,降摩稳实、升摩轻柔:胃脘→脐→少腹(2～3 min);脘腹部(2～3 min)	刚柔相济,紧推慢移		

第十章 拓展通调模式

续 表

顺序	项目名称	位势	操作规程	要领	计次（次/遍）	计时（min）
			② 以掌心按压其腹部，并随呼吸起伏而轻重交替	柔和稳实	5～10	
			③ 主客体腹背相依而坐，两手平掌，以小鱼际侧斜擦其肚腹两侧，分别由两旁向中下方斜向缓和推擦，自上而下慢慢移动：章门→神阙，气冲→关元	稳实明快，刚柔相济	3～5	
3	揉按腰膂、击擦肾府	俯卧位	① 两手张开，以拇指按揉或两手虚拳，以示指指间关节突起部按揉其腰脊两旁背腧穴：脾俞→肾俞→大肠俞→八髎	稳实明快，以热为度	5～10	
			② 两手以虚掌拍击、虚拳捶击其两侧腰膂、腰骶：命门→腰阳关→八髎	稳实明快，刚柔相济	3～5	
			③ 两手以鱼际、掌根或拳背、拳眼摩擦或推擦其两侧腰膂、腰骶：脾俞→八髎	稳实明快，以热为度	10～15	
4	搓膝盖、擦足底	仰卧位	① 两手以指掌相对搓摩其膝关节两侧。左右交替	稳实明快，以热为度		2～3
			② 足部搁置于对侧大腿，一手握住足趾部，另一手以小鱼际侧，或握拳时拇指指间关节突起部推擦足底，揉按涌泉，左右交替			3～5
5	拿合谷、揉三里	仰卧位	以拇、示指相对揉拿其合谷、足三里，左右交替	柔和、稳实、深透	5～10	
合计						20

151

(二十二) 任督通调法规范模式

见表 10 - 26。

表 10 - 26　任督通调法规范模式

顺序	项目名称	位势	操作规程	要领	计次(次/遍)	计时(min)
1	开天门、按神庭	坐位或仰卧位	① 两手以拇指指腹交替推抹其前额:印堂→神庭	轻柔稳实	10～15	
			② 以拇指指腹按揉其印堂、神庭	柔和、稳实、深透	5～10	
2	推鼻旁、抹口唇	坐位或仰卧位	① 两手以拇指推抹其鼻旁两侧,迎香→睛明,推 3 回 1	稳实明快,以知为度	5～10	
			② 两手以拇指推抹其口唇周围,分别由人中、承浆→两侧地仓		5～10	
3	捻廉泉、抹喉管	坐位或仰卧位	① 以拇、示指指腹相对揉捻其廉泉、两侧人迎	轻柔稳实,灵巧明快		1～2
			② 以拇、示指指腹相对推抹其喉管两侧		10～15	
4	拿五经、震百会	坐位	① 五指微屈,以指腹着力捏拿其头部五经(即督脉和两旁足太阳经、足少阳经):前发际→头顶→后枕部	紧拿慢移	3～5	
			② 五指微屈,以拇指桡侧端推擦其头部督脉:神庭→百会→风府	轻巧明快	3～5	
			③ 五指微屈,以掌心拍击其百会	稳实柔和,且有弹性	3	

顺序	项目名称	位势	操作规程	要领	计次（次/遍）	计时（min）
5	按风府、推天柱	坐位	① 以拇指指端揉按其风府	稳实明快，以知为度	5～10	
			② 以拇指指腹揉按、推抹其颈椎：风府→大椎		5～10	
6	提肩筋、搓胸胁	坐位	① 两手以拇、示、中指相对揉捏、提拿其两侧肩筋。每捏 3 次，提 1 次，左右交替	柔和、稳实、深透	3～5	
			② 两手以指掌相对搓摩其胸胁两侧：腋下→胁肋		2～3	
7	揉天突、按膻中	坐位或仰卧位	① 以中指指端揉按其天突	轻柔明快	20～30	
			② 以示、中、无名指指腹相并，按揉其膻	稳实灵巧	20～30	
8	推胸腹、摩丹田	仰卧位	① 两手以示、中、无名指指腹相并而叠，直推其胸腹正中线：天突→膻中→中脘→神阙→气海→关元→中极。返程时，两手分开，经两侧气冲上行于乳头线，合叠于天突。周而复始	下推稳实，上推轻柔	5～10	
			② 以掌根、大鱼际揉摩其少腹：气海→中极	稳实明快，以知为度		3～5
9	揉会阴、按长强	仰卧位	以示、中指指腹相并揉按其会阴、长强（如有不便，本法也可采用自身推拿方式取代）	轻柔稳实，柔中透刚	5～10	

顺序	项目名称	位势	操作规程	要领	计次(次/遍)	计时(min)
10	捏脊柱、推脊椎	俯卧位	① 两手以拇、示指相对挟持、挤拧其脊柱两旁肌肤，做辗转移动：长强→大椎。每捏挤 3 次，提拉 1 次。返程时，顺序以拇指指腹按压其脊柱：大椎→长强，周而复始	柔和稳实，紧推慢移	3～5	
			② 以掌根、小鱼际侧推擦脊柱夹脊：长强→大椎	紧擦慢移	3～5	
合计						30

附:循经走罐规范模式

见表 10－27。

表 10－27　循经走罐规范模式

顺序	项目名称	位　势	操作规程
1	虎口浴身	两手横向以虎口推背躯，自上而下：大椎→背脊(肩筋、肩胛)→腰骶	轻柔稳实，紧推慢移
2	细柔背躯	两手掌揉背躯(肩筋、肩胛)、督脉(大椎，命门，腰阳关)，自上而下	柔和稳实，持续深透
3	提拔肩筋	两手揉捏，提拿肩筋，左右交替	稳实灵巧，由轻渐重
4	游走四海	涂抹药油于内侧手臂、背躯、腰骶	沾油适量，柔和服帖
5	梅花绽放	点火拔罐于两侧肾俞、肩髎、天柱，顺势推罐并试探其松紧度	拔罐迅速，火苗适度

顺序	项目名称	位　势	操作规程
6	寻经开光	虎口推右侧肾俞罐于肩贞,两手虎口握左侧肾俞罐推走膀胱经、督脉,先左后右顺势将该罐定于右侧气海俞	推罐稳实,移罐推抹
7	三阳秉宗	①虎口推左侧肩髎罐于肩外俞,顺势推向肩胛内缘至肩胛下角,辅以手法揉抹。②顺势推走该罐从肺俞→天宗→肩贞。③顺势推走该罐从肩髎→秉风→肩外俞→大椎,将该罐定于天宗。④推移左侧天柱罐,从天柱→肩井→肩髃。⑤顺势推走该罐从肩髃→肩髎→肩贞,顺势将该罐定于肩贞,左右交替	推罐稳实,移罐推抹
8	环带命门	推走右侧气海俞罐走腰部带脉及腰骶、八髎,顺势取下所有火罐,吸净多余药油	推罐稳实,起罐轻柔
9	统督巡胆	两手指掌推抹督脉(大椎→命门→长强)、足太阳膀胱经两侧背俞穴(大杼→八髎)及足少阳胆经胸胁部节段,拇指推抹下,指掌推抹上,周而复始	柔和稳实,紧推慢移
10	桥弓肩筋	两手拇指推抹两侧颈部手三阳节段拇指推抹下,顺势虎口推抹上,周而复始	稳实明快,刚中透柔
11	循背焦心	两手指掌推抹两侧手臂、手厥阴心包经、手少阴心经。重点点揉曲泽、少海、内关、劳宫,周而复始,左右交替	柔和稳实,紧推慢移
12	煦养经脉	手掌擦抹督脉,着重命门,顺势推抹足太阳膀胱经及足少阳胆经胸胁部节段	稳实,紧推,深透

注:循经走罐规范模式由笔者和学生周俊杰合作整理总结,可类同手法技能单行操作,
　　可配合手法技能应用于保健推拿手法实践。

四、保健推拿核心技能规范模式分类 II

整理诠释保健推拿核心技能分类之既病防变、功能康复保健推拿规范模式。现选录31种常见有效病证既病防变、功能康复保健推拿规范模式。

(一) 昏厥

昏厥是以突然昏倒,不省人事,面色苍白,四肢厥冷,移时逐渐苏醒为主要表现的一种病证。一般昏厥时间较短,清醒后并无偏瘫失语、口眼歪斜等后遗症,与脑卒中(中风)有别。在昏厥过程中,很少有抽搐症状。昏厥原因很多,常有中暑、低血糖、癔症和剧烈紧张等。

中医学认为:"厥者,逆也,气逆则乱,故忽为眩仆欲绝,是名为厥。"多因七情过绝、失血过多、痰湿素盛而致清窍暂闭、骤发昏厥。

【开窍醒脑法】

1. 掐人中、按百会(仰卧位)

(1) 以拇指指甲揉掐其人中,5～10次。

(2) 以拇指指端揉按其百会,5～10次。

2. 按印堂、揉太阳(仰卧位)

(1) 以拇指指端揉按其印堂,5～10次。

(2) 两手张开,以拇指指端按揉其两侧太阳,各5～10次。

3. 拿合谷、按内关(仰卧位)

以拇、示、中指相对按拿其合谷、劳宫、内关。左右交替,各5～10次。

4. 揉膻中、振气海

(1) 以拇、示、中指相并,按揉其膻中,5～10次。

(2) 以示、中、无名指相并,按振其气海、关元,1～2 min。

5. 揉三里、拿太冲

（1）以拇、示指相对揉按其足三里。左右交替，各5～10次。

（2）以拇、示指指相对按拿其太冲、涌泉。左右交替，各5～10次。

6. 拿风池、推桥弓（俯卧位）

（1）以拇、示、中指相对揉按其两侧风池，各3～5次。

（2）以拇、示、中指相对直推其两侧桥弓：翳风→缺盆。左右交替，各10～15次。

7. 提肩井、按天宗（俯卧位）

（1）以拇、示、中指相对提拿其两侧肩井。左右交替，各3～5次。

（2）以拇指指端按揉其两侧天宗，各5～10次。

（二）头痛

头痛是一种最常见的自觉症状，可以单独出现，也可出现于各种急性和慢性疾患之中，诸如感染性疾病、高血压、颅内肿瘤、三叉神经痛、偏头痛、神经官能症、颈椎病、目疾和鼻疾等。

中医学认为，头为诸阳之会，五脏六腑之气血皆上会于此。外感诸邪（风、寒、湿、热等）、内脏虚亏、气血失荣、瘀血痰浊、阻滞经络、情志不遂、肝阳上扰均可发生头痛。

【头脑疏通法】

1. 推抹面额、栉发叩头（坐位或仰卧位）

（1）一手扶持其后枕部，另一手以一指禅推法施于其前额：印堂→神庭→头维→太阳→鱼腰→攒竹→印堂。紧推慢移，左右往返，2～3遍。

（2）两手以示、中、无名指相并扶持其两侧颞部，以拇指指腹相继交替推抹其前额，分推其颜面：①攒竹→眉冲→头维→率谷；②攒竹→鱼腰→太阳→率谷；③睛明→四白→瞳子髎→率谷；④分别由迎香、人中、承浆→地仓→颊车→耳门→率谷→翳风。紧抹慢移,顺势按揉上述穴位,共 1～2 min。

(3) 一手扶持其前额,另一手五指微屈,以五指指腹捏拿其头部:前发际→头顶→后枕部。紧拿慢移,3～5 遍。

(4) 两手微屈,以五指指端叩击其头部:前发际→头顶→颞部→后枕部。紧叩慢移,轻巧明快,3～5 遍。

2. 扫散头颞、按震头顶(坐位)

(1) 一手扶持其一侧颞部,另一手拇指伸直,其余四指并拢微屈,以拇指桡侧端和其余四指指端单向推动其另一侧颞部:头维→率谷→翳风。节律明快,左右交替,各 20～30 次。

(2) 先以拇指指腹按揉其头顶百会,5～10 次;后以虚掌拍击其头顶百会,2～3 次。

3. 按振眉间、按揉太阳(坐位或仰卧位)

(1) 以示、中、无名指指端按揉其印堂和两侧攒竹,做节律振颤,2～3 min。

(2) 两手张开、扶持头颞,以拇指指腹揉按其两侧太阳,15～20 次。

4. 拿风池、推桥弓、提肩井、按膏肓(坐位)

(1) 先以拇、示指相对按拿其两侧风池,3～5 次。继以顺势推抹其两侧桥弓:风池→翳风→缺盆。左右交替,各 5～10 次。

(2) 两手以拇、示、中指相对揉捏、提拿其两侧肩井。柔和快速,捏 3 次提 1 次。左右交替,各 3 次。

(3) 两手以示、中、无名指扶持其肩端,拇指指腹按揉其两侧膏肓俞,5～10 次。

5. 揉内关、按三里、拿太冲和擦涌泉

(1) 以拇、示指相对按揉其内关、足三里。左右交替,各 5～10 次。

(2) 以拇、示指相对按拿其太冲、太溪。左右交替,各 5～10 次。

（3）以手掌小鱼际侧推擦其涌泉。左右交替，各 2～3 min。

（三）眩晕

眩晕是目眩、头晕的总称。目眩即眼花或眼发黑，视物不清；头晕即感觉自身或外界景物旋转，严重者不能站立，伴有恶心、呕吐、共济失调等。常见由前庭神经和内耳迷路引起真性眩晕；由脑动脉粥样硬化、高血压、贫血、神经衰弱以及舟车不适等引起功能性改变的假性眩晕。

中医学认为："诸风掉眩，皆属于肝""无虚不能作眩"，眩晕是因肝阳上亢、气血不足、痰浊上蒙和肾气亏虚所致。

【平肝潜阳法】

1. 推抹面额、栉发叩头（坐位或仰卧位）

（1）一手扶持其后枕部，另一手以一指禅推法施于其前额：印堂→神庭→头维→太阳→鱼腰→攒竹→印堂。紧推慢移，左右往返，2～3 遍。

（2）两手以示、中、无名指相并扶持其两侧颞部，以拇指指腹相继交替推抹其前额，分推其颜面：①攒竹→眉冲→头维→率谷；②攒竹→鱼腰→太阳→率谷；③睛明→四白→瞳子髎→率谷；④分别由迎香、人中、承浆→地仓→颊车→耳门→率谷→翳风。紧抹慢移，顺势按揉上述穴位，共 1～2 min。

（3）一手扶持其前额，另一手五指微屈，以五指指腹捏拿其头部：前发际→头顶→后枕部。紧拿慢移，3～5 遍。

（4）两手微屈，以五指指端叩击其头部：前发际→头顶→颞部→后枕部。紧叩慢移，轻巧明快，3～5 遍。

2. 扫散头颞、按震百会（坐位）

（1）一手扶持其一侧颞部，另一手拇指伸直，其余四指并拢微屈，以拇指桡侧端和其余四指指端单向推动其另一侧颞部：头维→率谷→翳风。节律明快，左右交替，各 20～30 次。

（2）先以拇指指腹按揉其头顶百会，5～10 次；后以虚掌拍击其头顶百会,2～3次。

3. 拿风池、推桥弓、提肩井、按膏肓(坐位)

(1)先以拇、示指相对按拿其两侧风池,3～5次。继以顺势推抹其两侧桥弓:风池→翳风→缺盆。左右交替,各5～10次。

(2)两手以拇、示、中指相对揉捏、提拿其两侧肩井。柔和快速,捏3次提1次。左右交替,各3次。

(3)两手以示、中、无名指扶持其肩端,拇指指腹按揉其两侧膏肓俞,5～10次。

4. 按推天柱、掩按耳轮(坐位或俯卧位)

(1)两手张开,扶持头颞。以拇指指端交替按压、推抹其颈椎:风府→大椎,5～10遍。

(2)两手张开,以两手掌心同时掩按其两侧耳孔,骤然放开,并连续掩、开,各5～10次。

(3)两手张开,以拇指指端按揉其两侧耳前凹陷(耳门、听宫、听会)和耳后乳突,各5～10次。

5. 揉内关、掐神门、按三里、拿太冲(坐位或仰卧位)

(1)以拇指指端揉按其内关。左右交替,5～10次。

(2)以拇指指甲揉掐其神门。左右交替,5～10次。

(3)以拇、示、中指相对按拿其足三里、阴陵泉、太冲、涌泉。左右交替,各5～10次。

(四)失眠

失眠是以不能获得正常睡眠为特征的病证。轻者入寐困难,或寐而不酣,醒后不能再寐;重者可彻夜不寐。失眠一证,既可单独出现,也可伴有眩晕、头痛、心悸、健忘、乏力、倦怠和心神不安等。失眠原因很多,常见于神经官能症,主要因高级神经活动过程中兴奋与抑制失调所致。

中医学认为,"不寐""不得寐"或"不得卧"多因阴血不足、心神不安和气血不和所致,通常由于情志过激、劳神过度和久病肾亏等引起。

【养血安神法】

1. 推抹面额、栉发叩头（坐位或仰卧位）

（1）一手扶持其后枕部，另一手以一指禅推法施于其前额：印堂→神庭→头维→太阳→鱼腰→攒竹→印堂。紧推慢移，左右往返，2～3遍。

（2）两手以示、中、无名指相并扶持其两侧颞部，以拇指指腹相继交替推抹其前额，分推其颌面：①攒竹→眉冲→头维→率谷；②攒竹→鱼腰→太阳→率谷；③睛明→四白→瞳子髎→率谷；④分别由迎香、人中、承浆→地仓→颊车→耳门→率谷→翳风。紧抹慢移，顺势按揉上述穴位，共1～2 min。

（3）一手扶持其前额，另一手五指微屈，以五指指腹捏拿其头部：前发际→头顶→后枕部。紧拿慢移，3～5遍。

（4）两手微屈，以五指指端叩击其头部：前发际→头顶→颞部→后枕部。紧叩慢移，轻巧明快，3～5遍。

2. 扫散头颞、按震头顶（坐位）

（1）一手扶持其一侧颞部，另一手拇指伸直，其余四指并拢微屈，以拇指桡侧端和其余四指指端单向推动其另一侧颞部：头维→率谷→翳风。节律明快，左右交替，各20～30次。

（2）先以拇指指腹按揉其头顶百会，5～10次；后以虚掌拍击其头顶百会，2～3次。

3. 按振眉间、按揉太阳（坐位或仰卧位）

（1）以示、中、无名指指端按揉其印堂和两侧攒竹，做节律振颤，2～3 min。

（2）两手张开、扶持头颞，以拇指指腹揉按其两侧太阳，15～20次。

4. 拿风池、推桥弓、提肩井、按膏肓（坐位）

（1）先以拇、示指相对按拿其两侧风池，3～5次；继以顺势推抹其两侧桥弓：风池→翳风→缺盆。左右交替，各5～10次。

（2）两手以拇、示、中指相对揉捏、提拿其两侧肩井。柔和快速，捏 3 次提 1 次，左右交替，各 3 次。

（3）两手以示、中、无名指扶持其肩端，拇指指腹按揉其两侧膏肓俞，5～10 次。

5. 捏脊按腧、摩腹拿穴（俯卧位、仰卧位）

（1）两手以拇、示指相对挟持、挤拧其脊柱两旁肌肤，做辗转移动：长强→大椎。每捏挤 3 次，提拉 1 次。返程时，顺序以拇指指腹按揉其脊柱两旁腧穴，着重于风门、肺俞、膏肓俞、心俞、脾俞、肾俞、大肠俞。各 3～5 次，往返 3～5 遍。

（2）以平掌着力揉摩其脘腹部，顺时针向，周而复始，升摩轻柔，降摩稳实，2～3 min。

（3）以拇、示、中指相对按揉其四肢部主要穴位。上肢：曲池→小海→神门→合谷→劳宫；下肢：足三里→阳陵泉→三阴交→太冲→涌泉。各 3～5 次，左右同法。

6. 平擦腰尻、侧擦足底（俯卧位）

（1）以平掌鱼际摩擦其腰骶部：腰阳关→八髎。紧擦慢移，3～5 遍。

（2）以手掌小鱼际侧推擦其足底。左右交替，各 3～5 min。

（五）感冒

感冒是由多种病毒或细菌引起的上呼吸道感染，常表现为发热、头痛、鼻塞、咳嗽、流涕和咽喉痒痛等。

中医学认为，正气不足、卫阳不固而感受风寒外邪可引起本病。

【祛风解表法】

1. 推抹面额、栉发叩头（坐位或仰卧位）

（1）一手扶持其后枕部，另一手以一指禅推法施于其前额：印堂→神庭→头维→太阳→鱼腰→攒竹→印堂。紧推慢移，左右往返，2～3 遍。

（2）两手以示、中、无名指相并扶持其两侧颞部,以拇指指腹相继交替推抹其前额,分推其颌面:①攒竹→眉冲→头维→率谷;②攒竹→鱼腰→太阳→率谷;③睛明→四白→瞳子髎→率谷;④分别由迎香、人中、承浆→地仓→颊车→耳门→率谷→翳风。紧抹慢移,顺势按揉上述穴位,共1～2 min。

（3）一手扶持其前额,另一手五指微屈,以五指指腹捏拿其头部:前发际→头顶→后枕部。紧拿慢移,3～5遍。

（4）两手微屈,以五指指端叩击其头部:前发际→头顶→颞部→后枕部。紧叩慢移,轻巧明快,3～5遍。

2. 按拿风池、推抹天柱（坐位或俯卧位）

（1）以拇、示、中指相对按拿其两侧风池,各3～5次。

（2）以拇指指腹或屈拇指关节突起部推抹其颈椎:风府→大椎。紧抹慢移,5～10遍。

3. 推揉人迎、按揉天突（坐位或仰卧位）

（1）以拇、示、中指指腹相对揉捻其喉结人迎,并顺势推抹其喉管两侧:人迎→缺盆,10～15次。

（2）以中指指端按揉其天突,20～30次。

4. 横推胸胁、按揉膻中（坐位或仰卧位）

（1）以虎口部横向推擦其胸胁部:锁骨→胸骨→胁肋。紧推慢移,3～5遍。

（2）以拇指指腹或手掌鱼际按揉其膻中,20～30次。

5. 提肩井、按风门、揉肺俞（坐位或俯卧位）

（1）两手以拇、示、中指相对提拿其两侧肩井。左右交替,各3～5次。

（2）两手以拇指指腹按揉其两侧风门、肺俞,各10～15次。

6. 推背脊、搓上肢、揉前臂（坐位或仰卧位）

（1）以一指禅推法或鱼际揉按施于其背脊及其两旁夹脊:大杼→膈俞,2～3 min。

（2）两手指掌相对搓摩其肩臂，3～5遍；继而握持其指掌做节律抖动，5 min，左右交替。

（3）以拇、示、中指相对揉按其前臂尺泽、外关、列缺、合谷。左右交替，各5～10次。

（六）呃逆

呃逆是指因吞咽、大笑或饮食不当引起的一种不自主的间歇性膈肌痉挛，以气逆上冲、喉间呃呃连声、声短而频，令人不能自制为主证。大多因突然吸入冷空气，通过关闭的声门裂而产生急促的声音，也有因某些中枢神经系统受到刺激或胃肠神经官能症引起。

中医学认为，呃逆因胃气不和、气逆上冲或情志不和、正气虚亏而引起胃失和降所致。

【降气平呃法】

1. 按振攒竹、提拿肩井（坐位）

（1）以拇、示指指端按压其两侧攒竹，10～20次；并继以节律、持续振颤，2～3 min。

（2）两手以拇、示、中指相对挤捏、提拿其两侧肩井。左右交替，3～5次。

2. 揉缺盆、按天突、摩鸠尾（坐位）

（1）两手以示、中指指腹揉推其两侧缺盆，20～30次。

（2）以中指指端揉按其天突，20～30次。

（3）以示、中、无名指相并揉摩其鸠尾，20～30次。

3. 按膈俞、揉内关、拿太冲（坐位）

（1）两手以拇指指端按揉其两侧膈俞，10～15次。

（2）以拇指指端按揉其内关。左右交替，各10～15次。

（3）以拇、示指相对按拿其太冲。左右交替，各10～20次。

4. 击背脊、搓胸胁（坐位）

（1）先以虚掌拍击，后以虚拳捶击其背脊部：大椎→膈俞，各

10～15 次。

（2）两手以指掌相对搓摩其胸胁两侧：腋下→胁肋，2～3 遍。

（七）胃脘痛

胃脘痛又称胃痛，以上腹胃脘部发生疼痛为主证。多见于急性和慢性胃炎、溃疡病、胃神经官能症、胃下垂和胃黏膜脱垂症等疾病，常伴有嗳气、泛酸、纳差、腹胀、消化不良等，并于情志不遂、饮食失调或感受风寒后发作。

中医学认为，胃脘痛属"心痛""心下痛"范畴。因寒、热、食及忧思恼怒等情志使脾胃不和、肝胃失调所致，常以脾胃虚寒、肝胃不和为多见。

【理气和胃法】

1. 揉摩脘腹、按振脘腹（仰卧位）

（1）以一指推揉、一指推摩法，掌揉、鱼际揉施于其脘腹部：胃脘→脐→少腹，2～3 min。

（2）以平掌着力揉摩其脘腹部，顺时针向，周而复始，升摩轻柔，降摩稳实，2～3 min。

（3）以平掌按伏其脘腹部，做节律振颤，意念集中，1～2 min。

2. 揉中脘、按天枢、点气海（仰卧位）

（1）以示、中、无名指相并按其中脘，轻柔明快，20～30 次。

（2）两手以拇指指腹着力揉按其两侧天枢，缓和轻柔，10～15 次。

（3）以示、中、无名指相并按点其气海，1 min。

3. 推胸腹、摩丹田（仰卧位）

（1）两手以示、中、无名指指腹相并而叠，直推其胸腹正中线：天突→膻中→中脘→神阙→气海→关元→中极。返程时，两手分开，经两侧气冲上行于乳头线，合叠于天突，周而复始，下推稳实、上推轻柔，5～10 遍。

（2）以掌根、大鱼际揉摩其少腹：气海→中极，3～5 min。

4. 揉脾俞、按胃俞、掐内关、拿三里(坐位或俯卧位)

(1)两手以拇指指腹揉按其两侧脾俞、胃俞及附近的压痛点,各10~20次。

(2)以拇指指端揉掐其内关、按拿其足三里。左右交替,各10~20次。

5. 提肩筋、推背脊、搓胸腹(坐位或俯卧位)

(1)两手以拇、示、中指相对揉捏、提拿其两侧肩筋。左右交替,各3~5次。

(2)平掌,以指掌面着力推擦其背脊部,着重于膈俞→三焦俞。紧推慢移,3~5遍。

(3)两手以指掌相对搓摩其胸腹两侧:腋下→髂前上棘。紧搓慢移,3~5遍。

(八)泄泻

泄泻是指排便次数增多,大便稀薄或呈水样。多见于急性和慢性肠炎、胃肠神经功能紊乱等疾病,常伴有腹胀痛、纳呆和乏力等。

中医学认为,泄泻是脾胃功能失调所致,主要由感受外邪(其中以湿邪更为多见)、伤于饮食、脾胃虚弱和脾肾阳虚等原因所致。

【健脾理中法】

1. 揉摩脘腹、按振脘腹(仰卧位)

(1)以一指推揉、一指推摩法,掌揉、鱼际揉施于其脘腹部:胃脘→脐→少腹,2~3 min。

(2)以平掌着力揉摩其脘腹部,顺时针向,周而复始,升摩轻柔,降摩稳实,2~3 min。

(3)以平掌按伏其脘腹部,做节律振颤,意念集中,1~2 min。

2. 斜擦肚腹、掌擦腰尻(坐位)

(1)同客体腹背相靠而坐,两手以小鱼际侧着力斜向推擦其腹部两侧:章门→神阙,带脉→关元。节律稳实,15~20次。

（2）以平掌鱼际推擦其两侧腰骶部：脾俞→八髎，以透热为度。

3. 揉脾胃、推气海、按大肠、点长强（俯卧位）

（1）两手以拇指指腹揉按、推擦其两侧脾俞、胃俞、气海俞、大肠俞，各10～15次。

（2）以拇指指端按点其长强，5～10次。

4. 揉内关、拿合谷、按三里、捏阴陵（仰卧位）

（1）以拇指指端按揉其内关，按拿其合谷。左右交替，各5～10次。

（2）以拇、示、中指相对按捏其足三里、阴陵泉。左右交替，各10～15次。

（九）便秘

便秘是指大便秘结不通，排便间隔时间延长或排便困难的一种病证。多由长期缺乏运动、饮水过少、少食蔬菜，以致大肠传导功能失常。因肠蠕动减退，使粪便滞留肠腔过久，内含水分被过量吸收，常伴有腹胀、纳少、口苦，并易并发脱肛、肛裂与痔疮。

中医学认为，便秘是由气血不足、肠胃燥热、津液亏损、传导无力所致，与脾、胃、肾三脏关系甚为密切。

〔承气通便法〕

1. 揉摩脘腹、按振脘腹（仰卧位）

（1）以一指推揉、一指推摩法，掌揉、鱼际揉施于其脘腹部：胃脘→脐→少腹，2～3 min。

（2）以平掌着力揉摩其脘腹部，顺时针向，周而复始，升摩轻柔，降摩稳实，2～3 min。

（3）以平掌按伏其脘腹部，做节律振颤，意念集中，1～2 min。

2. 直推肚腹、分推肚腹（仰卧位）

（1）两手以示、中、无名指指腹相并而叠，直推其腹正中线：中脘→神阙→关元。返程时，两手分开，经两侧气冲上行于乳头线，合叠于中脘,周而复始,下推稳实、上行轻柔,5～10次。

(2)两手以拇指指腹着力,由中间向两侧推抹其腹部,并自上而下做弧形分推:中脘→神阙→天枢→大横,中脘→神阙→关元→气冲。缓和稳实,3～5遍。

3. 揉天枢、按大横、点气海、拿气冲(仰卧位)

(1)两手以拇指指腹揉按其两侧天枢、大横,各15～20次。

(2)以拇、示、中指相并指端按点其气海,5 min。

(3)两手以拇、示、中指相对捏拿其两侧气冲,5～10次。

4. 环推带脉、平擦腰尻(坐位或仰卧位)

(1)两手张开,以指掌虎口部横向推揉其带脉:命门→腰阳关。紧推慢移,3～5遍。

(2)以平掌鱼际摩擦其腰骶部:腰阳关→八髎。紧擦慢移,3～5遍。

5. 按大肠、点八、揉长强、拿三里(俯卧位)

(1)两手以拇指指腹按揉其两侧大肠俞、按点其八髎,各10～15次。

(2)以拇指指腹揉按其长强,10～15次。

(3)以拇、示、中指相对按拿其足三里。左右交替,各10～15次。

(十)痛经

妇女经期或月经前后出现小腹、腰骶部疼痛,甚至疼痛剧烈,影响生活与工作,称为痛经。常伴有腰酸、腹胀等症状,严重者则出现面色苍白、冷汗淋漓、手足厥冷、乳房胀痛、恶心呕吐等全身症状。痛经多发于青年妇女,称原发性痛经;亦有因盆腔疾病引起的,称继发性痛经。

中医学认为,痛经是由于气血运行不畅所致。发病有情志所伤、起居不慎或六淫为害等因素,导致冲任瘀阻或寒凝经脉,以致胞宫经血流通受阻,"不通则痛",或冲任胞宫失于濡养,不荣而痛。

【调经止痛法】

1. 推胸腹、摩丹田(仰卧位)

(1) 两手以示、中、无名指指腹相并而叠,直推其胸腹正中线:天突→膻中→中脘→神阙→气海→关元→中极;返程时,两手分开,经两侧气冲上行于乳头线,合叠于天突。周而复始,下推稳实,上推轻柔,5~10遍。

(2) 以掌根、大鱼际揉摩其少腹:气海→中极,3~5 min。

2. 揉气海、按关元、点中极、拿气冲(仰卧位)

(1) 以示、中、无名指相并,按揉、点按其气海、关元、中极,1~2 min。

(2) 两手以拇、示、中指相对按拿其两侧太冲,各 15~20 次。

3. 环推带脉、平擦腰尻(坐位或仰卧位)

(1) 两手张开、以指掌虎口部横向推揉其带脉:命门→腰阳关。紧推慢移,3~5遍。

(2) 以平掌鱼际摩擦其腰骶部:腰阳关→八髎。紧擦慢移,3~5遍。

4. 捏脊按腧、推擦督脉(俯卧位)

(1) 两手以拇、示指相对挟持,挤拧其脊柱两旁肌肤,做辗转移动:长强→大椎。每捏挤 3 次,提拉 1 次。返程时,顺序以拇指指腹按揉其脊柱两旁腧穴,着重于肺俞、膏肓俞、心俞、脾俞、肾俞、大肠俞、八髎。各 3~5 次,往返 3~5遍。

(2) 以鱼际、掌根推擦其背部督脉:大椎→长强,1~2 min。

5. 揉血海、捏阴陵、按三阴、拿太冲(仰卧位)

(1) 以拇指指腹揉按其血海、三阴交。左右交替,各 15~20 次。

(2) 以拇、示、中指相对捏拿其阴陵泉、太冲。左右交替,各 15~20 次。

6. 斜擦肚腹、搓摩胸胁(坐位)

(1) 同客体腹背相靠而坐,两手以小鱼际侧着力斜向推擦其腹部两侧:章门→神阙,带脉→关元。节律稳实,15~20 次。

(2) 两手以指掌相对搓摩其胸胁两侧:腋下→胁肋,3~5 遍。

【按】 月经不调、闭经、盆腔炎、不孕症、子宫内膜异位症等妇科疾患均可参照本法施行保健推拿。

(十一) 小儿消化不良(腹泻)

小儿消化不良是指粪便溏薄腹泻,甚至稀如水样,次数增多,以 2 周岁以下婴幼儿多见,大多发生在夏秋季节。主要是由于小儿消化器官发育不全、消化功能较弱、神经调节功能欠缺所致。

中医学认为,小儿腹泻常由脾胃虚弱、内伤乳食和外感寒邪所致。急性腹泻多与"湿盛"有关,慢性腹泻多与脾虚有关,并往往互为因果。

【小儿止泻法】

1. 摩脘腹、揉肚脐(仰卧位)

(1) 以平掌揉摩其脘腹部,顺时针向,2~5 min。

(2) 以手掌大鱼际揉摩其中脘、神阙,2~5 min。

2. 按天枢、拿肚角(仰卧位)

(1) 以示、中、无名指指腹分别揉按其神阙和两侧天枢,2~3 min。

(2) 两手以拇、示、中指相对捏拿其脐旁两侧筋腱,各 3~5 次。

3. 揉龟尾、推七节(俯卧位)

(1) 以拇指指端揉按其长强,逆时针向,2~3 min。

(2) 以拇指指腹向上推擦其尾骶骨:长强→命门。节律明快,2~3 min。

4. 推脾土、拿三里(仰卧位)

(1) 一手握其手掌并屈曲其拇指,另一手以拇指桡侧端直推其拇指桡侧:指甲→指根(脾经)。轻柔明快,1~2 min。

(2) 以拇、示指相对按拿其足三里、阴陵泉。左右交替,各 10~15 次。

(十二) 小儿营养不良

小儿营养不良是指由于先天发育不良或后天挑食、偏食,以致摄食不足、吸收不佳,引起消化功能紊乱、营养供应障碍的慢性病证。以不思乳食、食而不化、体重不增、大便不调,进而形体消瘦、毛发枯憔、发育迟缓、神疲乏力为其特征。

中医学认为,本病是因小儿内伤乳食、积滞不化、气滞不行、积久不消而成疳证,又称疳积。因脾胃虚损、运化失常、气血两亏、肌肤失养所致,故有"积为疳之母,无积不成疳"之说。

【小儿消积法】

1. 摩脘腹、揉肚脐(仰卧位)

(1) 以平掌揉摩其脘腹部,顺时针向,2～5 min。

(2) 以手掌大鱼际揉摩其中脘、神阙,2～5 min。

2. 振中脘、拿肚角(仰卧位)

(1) 以中指指端按揉其中脘,并做节律振颤,2～3 min。

(2) 两手以拇、示、中指相对捏拿其脐旁两侧筋腱,各 3～5 次。

3. 捏脊柱、按背俞(俯卧位)

(1) 以示、中、无名指指腹相并,按揉其脊柱:大椎→长强。紧揉慢移,2～3 遍。

(2) 两手以拇、示指相对挟持、挤拧其脊柱两旁肌肤,做辗转移动:长强→大椎,每捏挤 1 次后提拉 1 次。返程时,顺序按揉其背俞穴,着重于风门、肺俞、心俞、膏肓俞、脾俞、肾俞、大肠俞、八髎,3～5 遍。

4. 推脾土、拿三里(仰卧位)

(1) 一手握其手掌并屈曲其拇指,另一手以拇指桡侧端直推其拇指桡侧:指甲→指根(脾经)。轻柔明快,1～2 min。

(2) 以拇、示指相对按拿其足三里、阴陵泉。左右交替,各10～15 次。

(十三) 落枕

落枕又称项强、失枕,是指颈项部肌肉痉挛酸痛,活动牵强不利,通常是由睡眠姿势不当、劳累过度、感受风寒或突然扭转所致。

中医学认为,因气血失调、经络受阻以致肌肉痉挛、经脉拘急引起本病。

【落枕解痉法】

1. 推搽项背、按捏天应(坐位)

(1) 以虎口推法横向推其颈项、肩背部:①风府→大椎,1～2 min;②大椎→肩井→肩。左右交替,柔推慢移,1～2 min。

(2) 两手以一指禅推法施于其颈项两侧:风池→大杼。左右并施,紧推慢移,1～2 min。

(3) 以搽法施于其颈项、肩背部:①风府→大椎,1～2 min;②大椎→肩井→秉风。左右交替,紧推慢移,1～2 min。

(4) 以平掌推其背脊、肩胛部。稳实节律,1～2 min。

(5) 以拇指指腹按揉或以拇、示、中指相对揉捏其颈项、肩背部痉挛肌肉和压痛点,2～3 min。

2. 拿风池、提肩井、按天宗(坐位)

(1) 以拇、示、中指相对按拿其两侧风池,各 3～5 次。

(2) 两手以拇、示、中指相对揉捏、提拿其两侧肩井。左右交替,各 3～5 次。

(3) 两手以拇指指腹揉按其两侧天宗,各 5～10 次。

3. 摇扳颈椎、擦击颈背(坐位)

(1) 两手分别扶托其下颌和后枕部,做反向柔缓旋摇,左右各 3 次。随之,颈项前屈、侧旋,做稍增幅度的过伸扳动,闻及响声,即予松手。操作时,应把握幅度,轻巧快速,左右各 1 次。

(2) 以掌根或小鱼际推搽其颈根、背脊和肩胛。左右交替,1～2 min。

(3) 以虚拳捶击其大椎,虚掌拍击其肩背两侧,柔缓轻巧,各

3～5 次。

(十四) 颈椎病

颈椎病又称颈椎综合征、颈臂综合征,因颈椎退行性改变(如颈椎体后缘唇形骨性增生、颈椎间隙变窄、颈椎间盘变性等)或颈椎附近软组织病变(如颈椎周围软组织劳损、韧带钙化)引起颈脊髓、颈神经根受压迫或刺激所致。临床表现为颈、肩、臂、胸等部位疼痛、麻木等,常伴有颈项强直不利、上肢乏力及头痛、眩晕等。常见于 40 岁以上的中老年者。

中医学认为,本病属颈部伤筋范畴,常因颈项长期劳累、气血失和、外感风寒湿邪,阻滞经络而致。

【颈项舒筋法】

1. 推搽项背、按捏天应(坐位)

(1) 以虎口推法横向推其颈项、肩背部:①风府→大椎,1～2 min;②大椎→肩井→肩。左右交替,柔推慢移,1～2 min。

(2) 两手以一指禅推法施于其颈项两侧:风池→大杼。左右并施,紧推慢移,1～2 min。

(3) 以搽法施于其颈项、肩背部:①风府→大椎,1～2 min;②大椎→肩井→秉风。左右交替,紧慢移,1～2 min。

(4) 以平掌推其背脊、肩胛部。稳实节律,1～2 min。

(5) 以拇指指腹按揉或以拇、示、中指相对揉捏其颈项、肩背部痉挛肌肉和压痛点,2～3 min。

2. 推按天柱、捏拿夹脊(坐位或俯卧位)

(1) 以指掌虎口部横向推其颈项:风府→大椎。紧推慢移,3～5 遍。

(2) 以两手拇指交替按压其颈椎。自上而下,紧按慢移,3～5 遍。

(3) 以拇、示指相对捏拿其颈椎两旁。自上而下,紧捏慢移,3～5 遍。

3. 屈伸按颈、托颌拔颈(坐位)

（1）一手以拇指指腹按揉其颈椎棘突,另一手先后扶持其后枕、前额,做颈椎前屈、后伸动作,各3～5次。

（2）客体后枕紧靠于胸前。两手以指掌相叠托住其下颌,作向上拔伸颈项动作,0.5～1 min。随之,做左右旋转颈项,各3～5次。操作时,缓缓托提,缓缓回复。

4. 拿风池、推桥弓、提肩井、按膏肓(坐位)

（1）先以拇、示指相对按拿其两侧风池,3～5次。继以顺势推抹其两侧桥弓:风池→翳风→缺盆。左右交替,各5～10次。

（2）两手以拇、示、中指相对揉捏、提拿其两侧肩井。柔和快速,捏3次提1次。左右交替,各3次。

（3）两手以示、中、无名指扶持其肩端,拇指指腹按揉其两侧膏肓俞,5～10次。

5. 摇扳颈椎、擦击颈背(坐位)

（1）两手分别扶托其下颌和后枕部,做反向柔缓旋摇,左右各3次。随之,颈项前屈、侧旋,做稍增幅度的过伸扳动,闻及响声,即予松手。操作时,应把握幅度,轻巧快速,左右各1次。

（2）以掌根或小鱼际推擦其颈根、背脊和肩胛。左右交替,1～2 min。

（3）以虚拳捶击其大椎,虚掌拍击其肩背两侧。柔缓轻巧,各3～5次。

6. 拨极泉、按小海、拿合谷(坐位)

（1）以示、中指指端弹拨其极泉。左右交替,各3～5次。

（2）以拇、示、中指相对按拿其小海、合谷。左右交替,各3～5次。

7. 拔伸上肢、搓抖肩臂(坐位)

（1）两手握其腕部上举,并向上提拉拔伸,和缓拔伸,和缓回复。左右交替,各2～3次。

（2）两手以指掌面相对搓摩其肩臂。自上而下，紧搓慢移，左右交替，各 2～3 遍。

（3）两手握住其腕掌，做小幅度的上下持续颤抖，约 1 min。左右同法。

【按】 颈部扭挫伤、前斜角肌综合征等病证均可参照本法，施行保健推拿。

（十五）胸胁迸伤

胸胁迸伤是由胸部扭挫和迸气引起胸胁、肋椎关节和软组织的损伤。多因用力不慎或过度，或闪扑、扭螯，动作突然、受碰撞打击所致。表现为胸闷气短、牵掣扳紧、隐隐作痛、痛无定处，甚则肿胀疼痛，呼吸、咳嗽和用力时疼痛加重，引及背侧。

中医学认为，本病由气机凝滞，壅阻胸内所致，俗称"岔气""闪气"。

【宽胸行气法】

1. 横推胸胁、按揉膻中（坐位或仰卧位）

（1）以虎口部横向推擦其胸胁部：锁骨→胸骨→胁肋。紧推慢移，3～5 遍。

（2）以拇指指腹或手掌鱼际按揉其膻中，20～30 次。

2. 推抹肋间、揉摩天应（仰卧位）

（1）两手以拇指指腹推抹其胸胁肋间：锁骨→胁肋。轻推柔抹，3～5 遍。

（2）以拇指指腹或手掌大鱼际揉摩其胸胁部压痛点，由远及近，轻柔缓和，2～3 min。

3. 提肩扳胸、斜擦胸胁（坐位）

（1）客体两手手指叉合置于后枕部。主体（医者）两手以指掌托持其肘臂向后扳动。操作时，可单足着地，以另一足屈膝的膝部顶住其背脊，作为手法用力的支点，缓和轻柔，5～10 次。

（2）主客体腹背相靠而坐。两手以指掌或小鱼际部斜向推擦其胸胁两侧：腋下→胁肋，5～10遍。

4. 提肩井、推膏肓、搓胸胁（坐位）

（1）两手以拇、示、中指相对提拉、捏拿其两侧肩井。左右交替，各3～5次。

（2）以一指禅推或拇指指腹、小鱼际部推擦其两侧肩胛内缘：膏肓俞→膈俞，2～3 min。

（3）两手以指掌相对搓摩其胸胁两侧：腋下→胁肋。紧搓慢移，3～5遍。

【按】 胸壁软组织挫伤、肋间神经痛、肋软骨炎等疾病均可参照本法施行保健推拿。

（十六）背部伤筋

背部伤筋是泛指因姿势不当、突然改变体位，或直接、间接暴力（如抬搬重物、用力抛掷等）引起背部肌肉损伤或胸椎小关节紊乱、滑膜嵌顿，或因长期劳累、感受风寒引起背部软组织慢性劳损。主要表现为局部疼痛，甚则肌肉痉挛、活动受限，疼痛有时可向胸前或颈、腰部扩散。急性损伤则局部肌肉肿胀、紧张或挛缩压痛；慢性损伤则逢阴雨劳累和受寒后痛楚加重。

中医学认为，背部伤筋又称"背膂伤筋""背痛"，胸椎小关节紊乱又称"骨缝开错"，是因气滞血瘀、经络阻闭所致，与风寒、风湿、肾虚、气血不和等因素相关。

【背脊整复法】

1. 推捺背脊、揉按天应（俯卧位）

（1）以虎口推法横向推其肩背部：①大椎→肩井→肩，左右交替；②大椎→命门，柔推慢移，1～2 min。

（2）以㨰法施于肩背部，顺序同上，1～2 min。

（3）以平掌推擦其背脊、肩胛部，稳实节律，1～2 min。

（4）以拇指指腹揉按其背脊，着重于痉挛肌筋和压痛点，1～2 min。

2. 按压脊柱、扳伸背脊(俯卧位)

(1) 两手相叠,以掌根部按压其脊柱:大椎→长强,着重于背脊部及其压痛点。节律明快,2～3遍。

(2) 两手分别按压其背脊压痛点和扶持其肩前部,同时相对着力扳动,并做稍增幅度的过伸扳动 1 次,左右交替。

3. 提肩井、按天宗、推膏肓(坐位或俯卧位)

(1) 两手以拇、示、中指相对提拉、捏拿其两侧肩井。左右交替,各 3～5 次。

(2) 两手以拇指指腹按揉其两侧天宗,5～10 次。

(3) 以拇指指腹或小鱼际部推擦其两侧肩胛内缘:膏肓→膈俞,2～3 min。

4. 分推背腰、拍捶背腰(俯卧位)

(1) 两手张开,以虎口部分推其背腰,由脊柱向两侧分推:大椎→八髎,3～5 遍。

(2) 先以虚掌拍击,后以虚拳捶击其背腰:大椎→八髎,2～3 遍。

5. 提肩扳胸、搓摩胸胁(坐位)

(1) 客体两手手指叉合置于后枕部。两手以指掌托持其肘臂向后扳动,操作时,可单足着地,以另一足屈膝的膝部顶住其背脊,作为手法用力的支点。缓和轻柔,5～10 次。

(2) 两手以指掌相对搓摩其胸胁两侧:腋下→胁肋。紧搓慢移,2～3 遍。

【按】 背肌筋膜炎、胸椎小关节紊乱等病证,均可参照本法施行保健推拿。

(十七)腰腿痛

腰腿痛是以腰腿酸痛为主要症状的综合征。常见于急性腰肌扭伤、腰椎间盘突出症、腰部软组织劳损和腰椎小关节紊乱症。多因用力不当、姿势不当、负荷超重,或突然改变体位引起急性扭伤;

或因急性损伤失治、长期劳力过度、感受风寒所致慢性劳损。大多发病于腰部骶棘肌、腰椎间盘组织、腰臀筋膜、棘上韧带、棘间韧带和椎间小关节等。急性期表现为骶棘肌痉挛、代偿性腰椎侧凸、局部酸痛，并伴有下肢牵挛(涉及臀部及大腿后侧)，或一侧坐骨神经痛，甚则感觉麻木、活动障碍、咳嗽时痛剧等。慢性期表现为疼痛反复发作、时轻时重、活动牵强、阴雨劳累后疼痛加重等。

中医学认为，腰腿痛为气滞血瘀、经脉不通所致，与风湿、肾虚等有关。

〔腰脊整复法〕

1. 摩背搓腰、压脊推腿(俯卧位)

(1) 以指掌、掌根揉摩其背腰部：大椎→长强。紧揉慢移，2～3遍。

(2) 以搓法施于其腰背、腿臀部：大椎→长强→环跳→委中→承山。紧搓慢移，左右交替，各2～3遍。

(3) 两掌相叠，以掌根按压其脊柱：大椎→长强。节律明快，2～3遍。

(4) 以指掌、掌根推按其股腨部：环跳→委中→承山。紧按慢推，左右交替，各2～3遍。

2. 捏拿肩井、按揉背俞(俯卧位)

(1) 两手以拇、示、中、无名指相对，捏拿其两侧肩井，各2～3次。

(2) 两手以拇指指腹按揉其腰背部主要腧穴，自上而下：风门→天宗→膏肓俞→心俞→脾俞→肾俞→腰眼→大肠俞→八髎。左右交替，各3～5次。

3. 按揉天应、扳伸腰脊(俯卧位)

(1) 以一手或两手拇指指腹按揉其腰腿部压痛点，各1～2 min。

(2) 一手扶持其大腿前下端，另一手平掌按压其腰骶部，相对着力扳动，并做稍增幅度的过伸扳动，平稳协调，着重于平掌按压。

左右交替,各1次。

(3) 一手扶持其肩部前端,另一手平掌按压其腰骶部,相对着力扳动,并做稍增幅度的过伸扳动,稳实明快。着重于平掌按压,左右交替,各1次。

4. 环推带脉、平擦腰尻(坐位或俯卧位)

(1) 两手张开、以指掌虎口部横向推揉其带脉:命门→腰阳关。紧推慢移,3～5遍。

(2) 以平掌鱼际摩擦其腰骶部:腰阳关→八髎。紧擦慢移,3～5遍。

5. 斜扳腰脊、拔腿伸腰(侧卧位,仰卧位)

(1) 客体侧卧位。一手扶持其肩部前端,另一手屈肘,以肘臂部着力按抵住其臀部(客体位于上方的下肢屈曲髋膝关节,位于下方的下肢自然伸直),做相对着力扳动,并做猛增幅度的过伸旋扳。稳实迅快。左右交替,各1次。常以闻及“咔咔”声为手法告成。

(2) 客体仰卧位。两手握持其小腿上方,先做摇髋动作,内外旋摇各3～5次。后做屈曲髋关节,继以肘臂部搁住其小腿,以肘臂部着力做拔腿动作,3～5次。操作时,迅快利落、刚中见柔。切忌施压于膝关节,左右交替。

6. 拍捶腰腿、背拔腰脊(俯卧位、站立位)

(1) 以虚掌拍击、虚拳捶击其腰背、腰骶和腿臀部。自上而下,各3～5次。

(2) 主客体相背紧靠而立,两足分开,两手以臂肘部挽住其肘弯部,继以弯腰、屈膝,并以臀部着力做伸膝、挺臀、摇晃的系列动作。客体被背时,其两足离地、肢体松弛。手法操作时应稳实缓和,可闻及弹响声,2～3次。

(十八) 肩关节周围炎

肩关节周围炎是指以肩部疼痛、活动障碍为特征,属肩关节周围的软组织(如关节囊、肩袖韧带等)退行性病变。多发于中老年人(50 岁左右为好发年龄)。临床表现为局部酸痛、畏寒,逢阴雨或劳累而增剧,活动欠利,入夜痛甚。晚期肩部疼痛和功能障碍更为严重,并向颈项、上肢部扩散,肩峰突起,关节周围广泛粘连,肌肉萎缩,筋挛肢麻。

中医学认为,本病属"漏肩风"范畴,是因积劳损伤、筋脉不和所致。中年之后气血衰亏、筋失濡养、复感风寒湿邪,以致气血阻滞脉络而不通则痛。

【肩袖舒筋法】

1. 推擦肩背、提拿肩筋(坐位或俯卧位)

(1)两手以虎口部推其肩背两侧:大椎→肩髎。紧推慢移,1~2 min。

(2)以擦法施于其肩背两侧:大椎→肩井→秉风。紧推慢移,左右交替或同时操作,2~3 min。

(3)两手以拇、示、中指相对揉捏、提拿其两侧肩筋,每捏 3次,提 1 次。左右交替,2~3 次。

2. 擦捏肩臂、按揉天应(坐位)

(1)以擦法施于其肩臂前、后、外侧:肩袖→上臂。同时配合做肩关节前举、内收、后伸、外展。柔缓协调,3~5 min,均为患侧。

(2)以指掌捏拿其肩臂内外侧,并顺势按拿其主要穴位:肩、肩髎→臂臑、极泉→曲池、小海→内关、外关→合谷、劳宫。各 3~5 遍,均为患侧。

(3)以拇、示、中指相对着力按揉其肩部压痛点,1~2 min。

3. 摇扳肩臂、擦击肩臂(坐位)

(1)两手分别扶持其肩部和肘臂、做内、外向环旋摇动,各 3~5 次;并做稍增幅度的前、后、内、外向扳动。柔缓明快,各 1 次,均为患侧。

（2）以平掌鱼际着力推擦其肩袖内外侧,以透热为度。

（3）以虚拳捶击和虚掌拍击其肩袖内外侧。各3～5次,均为患侧。

4. 拔伸肩袖、搓抖肩臂(坐位)

（1）一手扶持其肩部,另一手握其手掌,做一定幅度拔拉、伸展,0.5～1 min,左右同法。

（2）两手以指掌相对搓摩其肩臂部,自上而下,紧搓慢移,2～3遍,均为患侧。

（3）两手握住其腕掌,做小幅度的上下持续颤抖,约1 min,均为患侧。

【按】 肱二头肌肌腱炎、冈上肌肌腱炎、肩峰下滑囊炎等肩部伤筋病证,均可参照本法施行保健推拿。

(十九) 肘部伤筋

肘部伤筋又称疼痛肘、网球肘。主要是指因牵拉扭伤或长期过劳、感受风寒所致的肱骨外上髁炎和肱骨内上髁炎。表现为肘部疼痛、牵掣前臂、屈伸无力和功能障碍等。

中医学认为,本病因肘部伤筋、气血不通,以致不通则痛。

【痛肘舒筋法】

1. 揉捏臂肘、拔伸臂肘(坐位)

（1）以虎口推揉法,拇指和其余四指相对捏拿施于其臂肘:上臂→肘→前臂。着重于肘部,2～3 min。

（2）一手以拇指指端按揉其肘部压痛点,另一手握其腕掌,屈伸、拔拉其肘关节,10～15次。

2. 按曲池、拨小海、拿三里、扣天井(坐位)

以拇指指腹和中指指端相对按拿、弹拨其曲池、小海、手三里、天井(肘尖后鹰嘴窝中),各5～10次。

3. 擦擦臂肘、搓击臂肘(坐位)

（1）以擦法施于臂肘部:上臂→肘→前臂。着重于肘部,1～

2 min。

（2）以指掌相对着力,做往返推擦其肘臂,15～20 次。

（3）两手以指掌相对着力,搓摩其上肢。自上而下,2～3 遍。

（4）以虚拳捶击其臂肘部。着重于肘部,5～10 次。

（二十）腕部伤筋

腕部伤筋是泛指腕关节急性扭伤,以及因急性扭伤失治或长期过劳、感受风寒所致的腕关节慢性劳损。主要表现为腕部疼痛肿胀、活动受限、压痛明显,甚则手指麻木、刺痛、肌肉萎缩(称"腕管综合征"),或桡骨茎突部尤痛,并向指端放射,拇指乏力,活动痛剧(称"狭窄性腱鞘炎")。

【腕痛舒筋法】

1. 推揉臂腕、捏拿臂腕(坐位)

（1）以虎口部横向和直向往返推揉其臂腕:前臂→腕→掌。着重于腕部,2～3 min。

（2）以拇、示、中、无名指相对捏拿其臂腕。着重于腕部,2～3 min。

2. 拿曲池、按阳池、掐阳溪、揉天应(坐位)

（1）以拇指指腹和中指指端相对按拿其曲池、小海、阳池和大陵(腕横纹中央),各 15～20 次。

（2）以拇指指端揉掐阳溪(腕背横纹桡侧两筋间)和阿是穴(压痛点),各 15～20 次。

3. 搓擦臂腕、拔伸臂腕(坐位)

（1）以搓法施于臂腕部。着重于压痛部位,1～2 min。

（2）以指掌相对着力,做往返推擦其臂腕部。着重于压痛部位,15～20 次。

（3）一手握住其前臂近腕端,另一手握住其指掌,相对着力做拔伸、牵拉,并做腕关节掌屈、背屈和小幅度旋摇转动。左右各 3～5 次。

4. 捻拔五指、搓击臂腕(坐位)

(1) 先以拇、示指相对揉捻,后以屈曲的示、中指指间紧挟、拔伸其手指。五指依次交替,各 1 次。

(2) 两手以指掌相对搓摩其前臂和腕部,2～3 次。

(3) 以虚拳捶击其臂腕,着重于腕部,3～5 次。

【按】 腕管综合征、桡骨茎突狭窄性腱鞘炎等腕部软组织损伤,均可参照本法施行保健推拿。

(二十一) 膝部伤筋

膝部伤筋是指因跌仆损伤或长期劳累、感受风寒和急性扭伤失治引起膝关节损伤。常见侧副韧带损伤,多发生于内侧。主要表现为局部筋牵疼痛、关节活动受限、股骨内髁及胫骨内侧处有明显压痛。

中医学认为,本病因膝部伤筋、气血阻滞、经络闭壅,以致不通则痛。

【膝痛舒筋法】

1. 揉按膝盖、㨰捏膝部(仰卧位)

(1) 以虎口部或手掌揉按其膝盖,2～3 min。

(2) 两手分别以㨰法和指掌相对揉捏其膝部:梁丘、血海→内膝眼、外膝眼→阴陵泉、阳陵泉,2～5 min。

(3) 两手以指掌相对,同时捏拿其膝部。顺序同上。

2. 按拿腧穴、掌擦膝部(仰卧位)

(1) 以拇、示、中指相对按拿其膝部及其附近腧穴:梁丘、血海、内膝眼、外膝眼、阴陵泉、阳陵泉、委中、足三里、曲泉和阿是穴,各 10～15 次。

(2) 以指掌相对着力,做往返推擦其膝部两侧。顺序同前,3～5 min。

3. 屈伸膝部、搓击膝部(仰卧位)

(1) 两手分别握住其足跟和腿腨部,做膝关节屈伸动作,并在屈曲时做向内、外的扳动,3~5 次。

(2) 两手以指掌相对搓摩其膝部两侧。顺序同上,着重于膝盖两侧,3~5 次。

(3) 以虚掌拍击、虚拳捶击其膝部两侧,各 3~5 次。

【按】 膝交叉韧带损伤、膝关节半月板损伤等病证,均可参照本法施行保健推拿。

(二十二) 转筋

转筋即由下肢过度劳累、感受风寒,或体内缺钙及下肢静脉病变所引起的腓肠肌痉挛,表现为腿腨肌肉疼痛紧张、痉挛牵掣和下肢不能伸直。

中医学认为,本病因气血不和、血不养筋所致,与气血虚损、肾亏等有关。

【腿腨舒筋法】

1. 揉推腿腨、擦捏腿腨(俯卧位)

(1) 以虎口部横向推揉其腿腨:腘窝→腿腨→跟腱。紧推慢移,2~3 min。

(2) 两手分别以擦法和指掌相对揉捏其腿腨。顺序同上,紧推慢移,2~3 min。

2. 按拿腧穴、擦击腿腨(俯卧位)

(1) 以拇、示、中指相对按拿其腿腨及其附近腧穴:血海、委中、足三里、阴陵泉、阳陵泉、承山、承筋、昆仑和太溪,各 10~15 次。

(2) 以指掌相对着力,往返推擦其腿腨。顺序同前,着重于压痛点,2~3 min。

(3) 以虚掌拍击、虚拳捶击其腿腨部,3~5 次。

3. 屈伸膝髋、拔伸足踝(仰卧位)

(1) 两手分别握住其足跟和腿腨部,做膝关节屈伸动作,并在屈曲时做内、外的扳动,3~5 次。

（2）两手分别握住其足跟和足跖部,相对着力做踝关节屈伸扳动,3～5次。

【按】 腓肠肌劳损等可参照本法施行保健推拿。

（二十三）踝部伤筋

踝部伤筋常见于因踝关节向内侧扭伤而引起的外侧副韧带损伤。表现为踝关节外侧及足背肿胀疼痛、步履不便,足内翻时外踝压痛明显,伤后2～3天局部呈现瘀斑。

【踝痛舒筋法】

1. 揉捏腿腨,揉推足踝（仰卧位）

（1）以拇、示、中指相对揉捏其腿腨部。自上而下,3～5遍。

（2）以虎口部横向推揉或手掌鱼际揉摩其足踝部,2～3 min。

2. 擦捏足踝、按拿腧穴（仰卧位）

（1）以擦法或指掌相对揉捏其足踝部,同时做小幅度旋摇、扳动,3～5 min。

（2）以拇、示、中指相对按拿其足踝部及其附近腧穴:足三里、承山、昆仑、太溪、解溪、丘墟和阿是穴。各10～15次。

3. 掌擦足踝、拔伸足踝（仰卧位）

（1）以指掌面着力往返推擦其足踝部,着重于压痛部位,2～3 min。

（2）两手分别握住其足跟和足跖部,相对着力做踝关节屈伸扳动,3～5次。

（二十四）假性近视

凡是视力看近清楚、看远模糊,则称近视。在眼科检查中未发现眼球前后直径过长,或角膜和晶状体的屈光力过强所致的病理性改变,则称生理性近视,也称假性近视。常见于少年儿童,多为视物太近、坐位姿势不良、光线过强或过弱、用眼过度疲劳等引起调节痉挛性变化。

中医学认为,近视因肝肾不足所致,并称为"能近怯远症"。

【明目增见法】

1. 推抹面额、栉发叩头(坐位或仰卧位)

(1) 一手扶持其后枕部,另一手以一指禅推法施于其前额:印堂→神庭→头维→太阳→鱼腰→攒竹→印堂。紧推慢移,左右往返,2~3遍。

(2) 两手以示、中、无名指相并扶持其两侧颞部,以拇指指腹相继交替推抹其前额,分推其颅面:①攒竹→眉冲→头维→率谷;②攒竹→鱼腰→太阳→率谷;③睛明→四白→瞳子髎→率谷;④分别由迎香、人中、承浆→地仓→颊车→耳门→率谷→翳风。紧抹慢移,顺势按揉上述穴位,共1~2 min。

(3) 一手扶持其前额,另一手五指微屈,以五指指腹捏拿其头部:前发际→头顶→后枕部。紧拿慢移,3~5遍。

(4) 两手微屈,以五指指端叩击其头部:前发际→头顶→颞部→后枕部。紧叩慢移,轻巧明快,3~5遍。

2. 掐振四眦、熨颤两目(坐位或仰卧位)

(1) 两手以拇指指甲掐其两侧睛明、鱼腰、瞳子髎、四白。柔缓轻巧,各5~10次。

(2) 以拇、示指指端按其两侧攒竹,继以做节律持续振颤,2~3 min。

(3) 两手掌摩擦极热,以掌心敷熨其双目,3~5次。

(4) 以掌心轻按其眼眶,做节律持续振颤。左右交替,各2~3 min。

3. 按掐天应、揉运太阳(坐位或仰卧位)

(1) 以拇、示指指端或指甲按揉或按掐其天应(攒竹下0.3寸,有明显感应处),15~20次。

(2) 两手张开,以拇指指腹按揉其两侧太阳,各15~20次。

4. 捻捏耳垂、按揉翳风(坐位或仰卧位)

(1) 两手以拇、示指相对捻捏其两侧耳垂,2~3 min。

（2）两手以拇指指端按揉其两侧翳风,5～10次。

5. 拿风池、推天柱、提肩井（坐位）

（1）以拇、示、中指相对按拿其两侧风池,各5～10次。

（2）以拇指指腹或屈示指关节突起部推抹其颈椎:风府→大椎,15～20次。

（3）两手以拇、示、中指相对提拿其两侧肩井。左右交替,3～5次。

【按】 远视（又称"老视"）等眼疾,可参照本法施行保健推拿。

（二十五）咽喉肿痛

咽喉肿痛常见于急性和慢性咽喉炎、上呼吸道感染或扁桃体炎,也有因声带过劳、过度喊叫、感受风寒、酒辣刺激及喉部周围器官炎症诱发感染而成。表现为局部黏膜与声带充血、水肿或咽干痒痛,咽部异物感、灼烧感,甚至出现声音嘶哑、失声。

中医学认为,咽喉肿痛属"喉痹"范畴,是因阴液耗损、虚火上炎所致,慢性咽喉炎属"久喑"范畴,因肺热阴耗引起。

【宽喉润咽法】

1. 揉捻喉结、推抹喉管（坐位或仰卧位）

以拇、示指指腹相对揉捻其喉结两旁:廉泉→人迎,2～3 min;顺势推抹其喉管两旁:人迎→缺盆,15～20次。

2. 捏摇喉结、揉提桥弓（坐位或仰卧位）

（1）以拇、示指相对捏住其喉结,做左右旋摇,各20～30次。

（2）两手以拇、示、中指相对揉捏、提拿其两侧桥弓:翳风→缺盆。各3～5遍。

3. 推按天柱、捏拿夹脊（坐位或俯卧位）

（1）以指掌虎口部横向推其颈项:风府→大椎。紧推慢移,3～5遍。

（2）以两手拇指交替按压其颈椎,自上而下,紧按慢移,3～5遍。

（3）以拇、示指相对捏拿其颈椎两旁,自上而下,紧捏慢移,3～5遍。

4. 拿风池、推桥弓、提肩井、按膏肓（坐位）

（1）先以拇、示指相对按拿其两侧风池，3～5次；继以顺势推抹其两侧桥弓：风池→翳风→缺盆。左右交替，各5～10次。

（2）两手以拇、示、中指相对揉捏、提拿其两侧肩井。柔和快速，捏3次提1次。左右交替，各3次。

（3）两手以示、中、无名指扶持其肩端，拇指指腹按揉其两侧膏肓俞，5～10次。

5. 按天突、揉缺盆、震大椎（坐位）

（1）以中指指端揉按其天突，1～2 min。

（2）两手以示、中指指腹推揉其两侧缺盆，1～2 min。

（3）先以虚掌拍击，后以虚拳拳背、拳眼捶击其大椎，各3～5次。

【按】 失声、梅核气等病证，均可参照本法施行保健推拿。

（二十六）牙痛

牙痛大多因牙髓炎（主要是龋齿）所致，也有因根周感染、牙周膜炎或冷刺激引起。急性牙痛表现为阵发剧烈、夜间尤甚；慢性牙痛则反复自发、冷热刺激可加重疼痛。

中医学认为，齿为骨之余，凡外感风寒、胃火上炎、肾虚髓亏都会引起牙痛。

【颌面舒通法】

1. 推抹面额、栉发叩头（坐位或仰卧位）

（1）一手扶持其后枕部，另一手以一指禅推法施于其前额：印堂→神庭→头维→太阳→鱼腰→攒竹→印堂。紧推慢移，左右往返，2～3遍。

（2）两手以示、中、无名指相并扶持其两侧颞部，以拇指指腹相继交替推抹其前额，分推其颌面：①攒竹→眉冲→头维→率谷；②攒竹→鱼腰→太阳→率谷；③睛明→四白→瞳子髎→率谷；④分别由迎香、人中、承浆→地仓→颊车→耳门→率谷→翳风。紧抹慢移，顺势按揉上述穴位，1～2 min。

（3）一手扶持其前额，另一手五指微屈，以五指指腹捏拿其头部：前发际→头顶→后枕部。紧拿慢移，3～5 遍。

（4）两手微屈，以五指指端叩击其头部：前发际→头顶→颞部→后枕部。紧叩慢移，轻巧明快，3～5 遍。

2. 扫散头颞、按震头顶（坐位）

（1）一手扶持其一侧颞部，另一手拇指伸直，其余四指并拢微屈，以拇指桡侧端和其余四指指端单向推动其另一侧颞部：头维→率谷→翳风。节律明快，左右交替，各 20～30 次。

（2）先以拇指指腹按揉其头顶百会，5～10 次；后以虚掌拍击其头顶百会，2～3 次。

3. 揉推天应、按拿腧穴（坐位）

（1）以一指禅推揉法或拇指揉推其颌面部压痛点，1～2 min。

（2）以拇指指腹按揉或拇、示、中指相对按拿其腧穴：太阳、耳门、下关、颊车、翳风、曲池、内关、合谷。各 10～15 次，左右同法。

4. 拿风池、推桥弓、提肩井、推膏肓（坐位）

（1）先以拇、示指相对按拿其两侧风池，3～5 次，继以顺势推抹其两侧桥弓：风池→翳风→缺盆。左右交替，各 5～10 次。

（2）两手以拇、示、中指相对揉捏、提拿其两侧肩井。柔和快速，捏 3 次提 1 次，左右交替，各 3 次。

（3）两手以示、中、无名指扶持其肩端，拇指指腹按揉其两侧膏肓俞，5～10 次。

【按】

（1）胃火上炎加按揉大椎、风门、三阴交、太冲。左右交替，各 10～15 次。

（2）肾虚髓亏加推擦足底。左右交替，透热为度。

（二十七）四肢骨折后遗症

四肢骨折常伴有软组织损伤。骨折固定过久常会引起关节粘连、强直和活动僵硬不利，肌肉萎弱无力，局部肿胀疼痛等后遗症。

直接暴力造成的骨折损伤更为严重。通常可在伤后 3～4 周的固定期内开始进行早期康复保健,并维持良好的固定。在复位固定后 5～7 周开始进行后期康复保健(老年人可酌情延缓)。

【骨折疏通法】

1. 按揉远端

以拇指指腹或示、中、无名指指腹相并,按揉其骨折部位的两侧远端(旁开骨折部位 3～5 寸)。着重于肿胀酸痛部位,并以向心方向紧揉慢移,轻柔和缓,3～5 min。

2. 挤拨肌肉

以拇、示、中指相对挤捏、弹拨其骨折部位的两侧远端(旁开骨折部位 3～5 寸)。着重于痉挛肌肉部位,轻柔明快,10～20 次。

3. 揉捏远端

以指掌相对揉捏其骨折部位的两侧远端(旁开骨折部位 3～5 寸),并以向心方向紧捏慢移,轻柔和缓,3～5 min。

【按】 适用于骨折早期康复保健。

【骨折舒筋法】

1. 按揉远端

以拇指指腹或示、中、无名指指腹相并,按揉其骨折部位的两侧远端(约旁开骨折部位 3～5 寸),着重于肿胀酸痛部位,并以向心方向紧揉慢移,轻柔和缓,3～5 min。

2. 揉推局部

以虎口部或手掌鱼际揉推其骨折部位,并以向心方向紧推慢移,轻柔和缓,3～5 min。

3. 按揉腧穴

以拇、示、中指相对按拿其骨折部位阿是穴和附近主要穴位,各 10～15 次。

4. 屈伸肢节

两手扶持其骨折肢体的一端,有限度地屈伸其关节,并做小幅度的旋摇,轻柔和缓,3～5 次。

5. 挤拨肌肉

以拇、示、中指相对挤捏、弹拨其骨折部位的两侧远端(旁开骨折部位 3～5 寸)。着重于痉挛肌肉部位,轻柔明快,10～20 次。

6. 推擦局部

以虎口部或手掌鱼际推擦其骨折部位,以透热为度。

7. 搓摩肢节

两手以指掌相对搓摩其骨折肢体:远心端→局部病位→近心端,3～5 遍。

【按】　适用于骨折后期康复保健。

(二十八) 面神经瘫痪

面神经瘫痪为面部感受风寒、损害面部血管与神经引起的面部肌肉运动障碍。以周围性面神经麻痹为多见,表现为表情肌瘫痪、口眼歪斜、额纹消失、闭眼露睛、流泪、口角流涎,不能做皱眉或鼓颊等动作、鼻唇沟变浅等。

中医学认为,因风寒侵袭脉络、气滞血瘀、筋脉失养所致本病,称为"㖞僻"。

【口眼牵正法】

1. 推抹面额、栉发叩头(坐位或仰卧位)

(1) 一手扶持其后枕部,另一手以一指禅推法施于其前额:印堂→神庭→头维→太阳→鱼腰→攒竹→印堂。紧推慢移,左右往返,2～3 遍。

(2) 两手以示、中、无名指相并扶持其两侧颞部,以拇指指腹相继交替推抹其前额,分推其颌面:①攒竹→眉冲→头维→率谷;②攒竹→鱼腰→太阳→率谷;③睛明→四白→瞳子髎→率谷;④分别由迎香、人中、承浆→地仓→颊车→耳门→率谷→翳风。紧抹慢移,顺势按揉上述穴位,共 1～2 min。

(3) 一手扶持其前额,另一手五指微屈,以五指指腹捏拿其头部:前发际→头顶→后枕部。紧拿慢移,3～5遍。

(4)两手微屈,以五指指端叩击其头部:前发际→头顶→颞部→后枕部。紧叩慢移,轻巧明快,3～5遍。

2. 扫散头颞、按震头顶(坐位)

(1)一手扶持其一侧颞部,另一手拇指伸直,其余四指并拢微屈,以拇指桡侧端和其余四指指端单向推动其另一侧颞部:头维→率谷→翳风。节律明快,左右交替,各20～30次。

(2)先以拇指指腹按揉其头顶百会,5～10次;后以虚掌拍击其头顶百会,2～3次。

3. 按下关、揉颧、点颊车、掐地仓(坐位)

(1)以拇指指端按揉其下关、颧髎,均为患侧,各15～20次。

(2)以拇指指端或指甲揉点、揉掐其颊车、地仓,均为患侧,各15～20次。

4. 拿风池、推桥弓、提肩井、按膏肓(坐位)

(1)先以拇、示指相对按拿其两侧风池,3～5次。继以顺势推抹其两侧桥弓:风池→翳风→缺盆。左右交替,各5～10次。

(2)两手以拇、示、中指相对揉捏、提拿其两侧肩井。柔和快速,捏3次提1次。左右交替,各3次。

(3)两手以示、中、无名指扶持其肩端,拇指指腹按揉其两侧膏肓俞,5～10次。

5. 按外关、掐中渚、拿合谷(坐位)

(1)以拇指指端、指甲揉按、揉掐其外关、中渚(掌背第4、第5掌骨间,掌骨小头后凹陷中)。左右交替,各15～20次。

(2)以拇、示、中指相对按拿其合谷。左右交替,各15～20次。

(二十九)偏瘫

偏瘫是指由各种原因引起的一侧肢体瘫痪、言语障碍和口眼歪斜等,大多由脑血栓形成、脑血管意外等所致,即中风后遗症。

早期表现为肢体软弱无力、感觉麻木、功能障碍；晚期则表现为肢体强直拘挛、肌肉萎缩等。

中医学认为，中风因情志内伤、饮食不节所致。

【偏瘫康复法】

1. 推抹面额、栉发叩头（坐位或仰卧位）

（1）一手扶持其后枕部，另一手以一指禅推法施于其前额：印堂→神庭→头维→太阳→鱼腰→攒竹→印堂。紧推慢移，左右往返，2～3遍。

（2）两手以示、中、无名指相并扶持其两侧颞部，以拇指指腹相继交替推抹其前额，分推其颌面：①攒竹→眉冲→头维→率谷；②攒竹→鱼腰→太阳→率谷；③睛明→四白→瞳子髎→率谷；④分别由迎香、人中、承浆→地仓→颊车→耳门→率谷→翳风。紧抹慢移，顺势按揉上述穴位，共1～2 min。

（3）一手扶持其前额，另一手五指微屈，以五指指腹捏拿其头部：前发际→头顶→后枕部。紧拿慢移，3～5遍。

（4）两手微屈，以五指指端叩击其头部：前发际→头顶→颞部→后枕部。紧叩慢移，轻巧明快，3～5遍。

2. 扫散头颞、按震头顶（坐位）

（1）一手扶持其一侧颞部，另一手拇指伸直，其余四指并拢微屈，以拇指桡侧端和其余四指指端单向推动其另一侧颞部：头维→率谷→翳风。节律明快，左右交替，各20～30次。

（2）先以拇指指腹按揉其头顶百会，5～10次；后以虚掌拍击其头顶百会，2～3次。

3. 拿风池、推桥弓、提肩井、按膏肓（坐位）

（1）先以拇、示指相对按拿其两侧风池，3～5次。继以顺势推抹其两侧桥弓：风池→翳风→缺盆。左右交替，各5～10次。

（2）两手以拇、示、中指相对揉捏、提拿其两侧肩井。柔和快速，捏3次提1次。左右交替，各3次。

（3）两手以示、中、无名指扶持其肩端,拇指指腹按揉其两侧膏肓俞,5～10次。

4. 摩背揉腰、压脊推腿(俯卧位)

（1）以指掌、掌根揉摩其背腰部:大椎→长强。紧揉慢移,2～3遍。

（2）以滚法施于其腰背、腿臀部:大椎→长强→环跳→委中→承山。紧滚慢移,左右交替,各2～3遍。

（3）两掌相叠,以掌根按压其脊柱:大椎→长强。节律明快,2～3遍。

（4）以指掌、掌根推按其股腘部:环跳→委中→承山。紧按慢推,左右交替,各2～3遍。

5. 捏脊按腧、推擦督脉(俯卧位)

（1）两手以拇、示指相对挟持,挤拧其脊柱两旁肌肤,做辗转移动:长强→大椎。每捏挤3次,提拉1次。返程时,顺序以拇指指腹按揉其脊柱两旁腧穴,着重于肺俞、膏肓俞、心俞、脾俞、肾俞、大肠俞和八髎。各3～5次,往返3～5遍。

（2）以鱼际、掌根推擦其背部督脉:大椎→长强,1～2 min。

6. 滚捏肩脊、擦击肩臂(仰卧位或坐位)

（1）以滚法施于其肩臂前、后、外侧:肩袖→上臂→前臂。柔缓明快,2～3 min。

（2）以指掌相对捏拿其肩臂内外侧,并顺势按拿其主要穴位:肩、肩髎→臂臑、极泉→曲池、小海→内关、外关→合谷、劳宫(均为患侧),3～5遍。

（3）以平掌鱼际着力推擦其肩袖内外侧,以透热为度。

（4）以虚拳捶击和虚掌拍击其肩袖内外侧。各3～5次。

7. 捏搓股腘、屈伸膝髋(仰卧位、坐位)

（1）以指掌相对捏拿其大腿内、外侧和腿腘,自上而下,并顺势以拇、示、中指相对着力按拿其主要穴位:髀关、伏兔→梁丘、血海→阴陵泉、阳陵泉→足三里、委中→承山、丰隆→三阴交、悬钟→昆仑、太溪→太冲、涌泉,3～5遍。

（2）两手以指掌相对按揉、搓摩其下肢、大腿→膝盖→小腿。紧搓慢移,2～3遍。

（3）两手分别握住其足跟和腿腨部,做膝关节屈伸动作,5～10次。

（三十）小儿肌性斜颈

小儿肌性斜颈是指一侧胸锁乳突肌纤维挛缩变性而导致的颈项歪斜。起因是胎位不正、产伤血肿及胚胎发育异常,使胸锁乳突肌前缘动脉管腔栓塞不通、供血阻碍而引起缺血性改变;或血肿存在,使患侧胸锁乳突肌纤维细胞增生变性。大多局限于胸锁乳突肌中、下段,表现为圆形或条索状肿块,并逐渐挛缩紧张。

【斜颈矫正法】

1. 按揉桥弓、捏拿桥弓（坐位或仰卧位）

（1）以示、中、无名指指腹相并,或指掌虎口部按揉其颈项患侧:翳风→缺盆。着重于挛缩肿胀部位,3～5 min。

（2）以拇、示、中指相对捏挤、提拿其颈项患侧:翳风→缺盆。着重于挛缩肿胀部位,10～15次。

2. 推抹桥弓、摇扳颈项（坐位）

（1）以拇指指腹或指掌虎口部推抹其颈项患侧:翳风→缺盆,2～3 min。

（2）两手相对扶持其头部两侧,使其颈项向患侧摇动,继而向健侧扳动,各3～5次。

3. 按拿风池、捏拿肩井（坐位）

（1）以拇、示、中指相对按拿其两侧风池,3～5次。

（2）以拇、示、中指相对捏拿其两侧肩井,3～5次。

（三十一）小儿斜视

斜视是指眼睛视物时,一眼视线偏离目标,常见于学龄前儿童,并以共转性内斜视为多。斜视的一眼久则视力必然减退。

【斜视矫正法】

1. 开天门、揉眉心(坐位或仰卧位)

(1)两手以拇指指腹相继交替推抹其前额:眉心→前发际,24次。

(2)以示、中、无名指指端分别按揉其印堂和两侧攒竹,2~5 min。

2. 抹眼眶、掐眼眦(坐位或仰卧位)

(1)以拇指指腹或示、中指指腹相并,推抹其两侧眼眶边缘,15~20次。

(2)以拇指指端或指甲按揉或揉掐其两侧睛明、瞳子髎、鱼腰、四白,各10~15次。

3. 揉太阳、拿风池(坐位)

(1)两手以拇指指腹同时揉按其两侧太阳,各24次。

(2)两手以拇、示、中指相对按拿其两侧风池,各3~5次。

五、保健推拿导引技能规范模式分类

整理诠释保健推拿导引技能规范模式分类如下。

(一)易筋内功法规范模式

见表10-28。

表10-28 易筋内功法规范模式

顺序	名称	功 势	要领	作用	功效
1	起势三调	①两脚并步头端平,双目平视颌微收,舌抵上颚口微张,含胸拔背腹内蓄。②松肩垂臂指并拢,两腿伸直脚相靠(调身)。③心神怡宁意贯一(调心)④紧吸慢呼沉丹田(调息)	颈项伸直,下颌微收,含胸拔背,收腹挺腰	放松身体,集中精神,平静呼吸	心旷神怡,舒经通络

顺序	名称	功　　势	要领	作用	功效
2	拱手环抱	①左脚左跨同肩宽,两臂前上划弧线。②指尖相对肘微屈,掌心向里对膻中,两手相拱成圆形,心神宁静息自然	宽胸实腹,拔背挺脊,沉肩垂肘,手指微屈	锻炼增强肩臂部肌肉群的耐力	提神顺气,活血通络
3	童子拜佛	①屈肘并指掌相合,旋腕中指对喉结。②伸肘转臂前平举,松膝踏实腰伸直	沉肩垂肘,上臂主动	锻炼增强上臂肌肉耐力和腕关节活动功能	舒胸理气,吐故纳新
4	两臂横担	①前伸两臂同肩宽,掌心向上臂平直,两臂分开侧平举,屈肘仰掌略高肩。②两臂伸展沉肩松,身躯向上舒展胸,两脚踏实膝蓄劲,松腰垂臀眼平视	以腰为轴,两肩夹紧,展中寓合	锻炼增强胸背部肌肉群的耐力	活动颈肩,舒展胸廓
5	掌托天门	①两臂屈肘伴肩沉,掌心向内靠耳旁。②反掌上托脚提踵,举至头顶前上方,仰掌斜上指相对,两臂伸直膝蓄劲	腰脊蓄劲,跟腱紧提,膝筋紧夹	拉伸肩关节和脊柱,舒展背部肌肉群	伸展身躯,强壮肩背
6	翻天覆地	①两臂伸直旋腕掌,掌心相对指向上,由掌化拳从头下,下落体前两腿间,屈膝下蹲成马步,两臂伸直拳背对。②两拳上提置胸前,拳心向下平肘肩,胸前垂肘拳心对,由拳化掌两侧开,掌心向外指向,两臂伸直蓄劲撑	宽胸实腹,屈膝收臀,拔背直腰	锻炼增强上下肢肌肉群的力量	促进肩背部血液循环
7	倒拽牛尾	①重心左移右腿展,重心右移左跨步,两脚平步腰右转,左手划弧腹前撩,手心向上掌化拳,右掌贴向左肘窝。②左脚前跨成弓步,上身正直微下沉,	左右弓步,前俯后仰,力注两臂,意握牛尾	增强两臂肌肉力量和关节的柔韧性	促进肩、背、腰、腿部血液循环

顺序	名称	功　　势	要领	作用	功效
		左腿屈膝齐足尖,右腿后蹬成箭步。③左拳回收护腰旁,前上划弧伸脸前,拳心对脸肘平膝,上臂前臂成直角,右掌右后下划弧,内旋腰后掌化拳,前后两拳螺旋劲,胸腰端正看左拳。④上体前俯胸贴腿,弓步姿势均不变。⑤上体后仰弯腰脊,弓步姿势均不变。⑥前倾躯体身端直,重复功势左右同			
8	犀牛望月(弓裆势)	①重心渐移至右脚,左脚抬起右独立,两拳化掌收腰间,掌心向上前缓伸。②右脚前跨成弓步,前臂内旋掌朝下。③两手后撑划腰后,挺肘屈腕弓裆势	平掌前推,四指并拢,意念用力,双手协动	锻炼身体平衡能力,增强上臂肌肉力量	舒畅气血,强健筋骨
9	推山入海(马裆势)	①重心渐移至左腿,右腿向前迈一步,左右相距平肩宽,两脚马步身端正。②两掌收腰微屈肘,腰侧托起胸前推。③下落腰旁向后撑,马步化做马裆势。④屈肘竖掌收腰侧,腰侧托起左右推	舒胸拔背,直腰收臀,两足踏实,两臂蓄劲	锻炼增强肩、肘、腕关节的柔韧性	宽胸理气,舒筋壮骨
10	霸王举鼎	①屈肘仰掌于两腰,两掌缓托过胸肩。②两腕外旋指相对,四指并拢拇外展,犹举重物肘挺直,两膝蓄劲且稳实	上身正直,两目平视,两膝蓄力,上举缓劲	锻炼增强上臂和肩背部肌肉群力量	伸展筋骨运动,激发脏腑功能
11	海底捞月大鹏展翅	①旋腕翻掌指朝上,掌背相对拇外展,两臂划弧渐两旁,弯腰合拢两腿间。②直腿抬头渐伸腰,掌心含空徐上托。③旋	两足踏实,两膝蓄劲,两臂托升,自然柔缓	充分伸展肩、背脊关节,锻炼肩关节外	强壮腰背,健养肩臂

顺序	名称	功　　势	要领	作用	功效
		腕立掌背相靠,合肘转臂拇外展,徐徐升臂平天门,转腕翻掌徐展臂,立掌外旋分两旁,双臂伸直侧立掌		展协调性和上臂、腰背肌肉群的力量	
12	丹凤朝阳(右)	①仰掌落臂收腰旁,右脚左跨成马步,同时转腰近直角,挺胸直腰头端平。②右手腰间右推出,柔缓外展臂蓄劲	上身正直,两目平视,肩臂蓄劲,腰腿同步	锻炼肩关节和下肢的力量	强健筋骨,调节肝肾
13	连环运掌(右)	①右手仰掌经胸前,屈肘劈掌左上方,左手仰掌腰旁提,外展仰掌经胸前,屈肘劈掌右上方,右手仰掌收腰间(左右劈掌)。②左手反掌盖右掌,右掌胸前右上穿,掌心斜向与头平,左手立掌右胸前,右脚蹬直左脚提,左脚屈膝趾内扣,眼观右掌腰主动,右臂右腿皆伸直(提膝穿堂)。③右腿屈膝全下蹲,左腿左后成仆步,左掌划弧右胸前,贴近左腿内侧穿,再从左脚足背出,眼观左掌腰主动(仆步穿掌)(左)。④重心前移左弓步,左掌穿出前上挑,右腿迈前右虚步,左掌划弧按腹前,右掌划弧前上挑,前上挑起成立掌,眼观右掌平指间,两手相距右高左(虚步撩掌)(右)	腰手主动,眼视手,右腿右臂挺拔伸,仆步穿掌同时成,两手匀缓上步快	提高整体肌肉协调性,增强全身关节活动性	舒胸健肺,强筋壮骨

中国保健推拿纲要

续　表

顺序	名称	功　　势	要领	作用	功效
14	摘星换斗(右)	①左手俯掌前平伸,右手仰掌屈肘撤。②腰脊主动稍右转,右手顺势变勾手,勾尖内向头右前,相距头额约一拳,腕尽屈曲指外旋,肘肩平高臂垂直。③左掌空拳置腰后,目注勾手头偏右	腰为主宰,身躯挺直,尽力屈腕,两腿虚步	锻炼臂腕肌肉关节的耐力,增强下肢肌肉的力量	强筋健骨,活血通络
15	勾手单鞭(左)	①腰脊主动再右转,勾手向外右旋腕,左掌划弧经腹前,掌心向内右肩前,重心落在右腿上,左趾抵地视左手。②腰脊主动左旋转,左脚迈左成弓步,重心左移再左转,左掌翻转前推出	挺胸直腰,臂肘微屈,肘膝相对(左侧),两肩下沉	锻炼腰、肩、肘、腕等关节,增强关节灵活性和协调性	强健筋骨,提神顺气,活血通络
16	平步云手	①重心右移向右转,左脚旋内趾内扣,左掌划弧经腹前,掌心向内右肩前。②右手化掌心向前,眼视左掌腰左转,右掌划弧经脸前,向左翻掌重心一,右掌划弧经腹前,掌心向内左肩前,右脚左靠开立步,眼看右掌腰右转。③左掌划弧经腹前,掌心向内右肩前,右掌划弧经脸前,向右翻掌重心移,左腿向左跨一步,眼看左掌腰左转。④重复动作共3次	腰为主宰,臂随腰动,重心平稳,眼随手动,动作圆活,速度匀缓	锻炼腰腿及上肢关节,提高整体协调性	强腰壮肾,健骨生髓,调节脏腑功能,改善眼部功能
17	勾手单鞭(左)	①右掌划弧腰右转,右向运转掌化勾,左掌划弧经腹前,掌心向内右肩前,重心落在右腿上,左趾抵地视左手。②腰脊主动左旋转,左脚迈左成弓步,重心左移再左转,左掌翻转前推出	挺胸直腰,臂肘微屈,肘膝相对(左侧),两肩下沉	锻炼腰、肩、肘、腕等关节,增强关节灵活性和协调性	强健筋骨,提神顺气,活血通络

顺序	名称	功　势	要领	作用	功效
18	青龙探爪	①右腿右前跨一步，两足平行同肩宽，左手仰掌收回腰，右手屈肘勾变掌，收回耳侧举头上，右臂伸直近头旁，掌心向左身正直，头项端平目前视。②向左弯腰右腰展，左掌护腰面向前，右臂伸直近头旁，掌心向下足踏实。③再左转体面朝下，右臂旋内左伸展，右手俯掌眼看手，弯腰伸臂皆尽力。④屈膝下蹲成马步，伸腰转正身端直，右臂划弧小腿前，右手仰掌右腿外。⑤两腿缓伸掌护腰，重复功势左右同	两臂尽侧伸，弯腰不屈膝，抬头目平视，转身面向前，吸气变呼气，以气带动作，协调且圆滑	锻炼腰腿肌肉和关节，增强肌肉力量和关节柔韧性	缓解劳损，梳理肺气，协调脏腑
19	前推八马倒拉九牛(站裆势)	①两足平行宽于肩，足趾略收腿实力，屈肘直掌护两侧胁，掌心相对指并拢。②两臂运力渐前推，肩腕指端全蓄劲，拇指上翘臂伸直，肩臂直掌成直线。③手臂伸尽掌外翻，虎口朝下指向前，四指并拢拇外展，五指向内屈曲收，由掌化拳如握物，劲注拳心腕外旋，屈肘收拳回两胁，反拳为掌向下按，伸臂紧腿同站裆	胸须微挺，头勿顾盼，两目平视，以气催力，运劲于臂，贯达掌指	增强两臂和指端劲力，锻炼上臂肌肉柔韧性	宽胸理气，健运脾胃，强壮筋骨
20	白莽跃腾	①两臂十字叉胸前，右内左外掌朝内，向左转腰面左后，左臂上举过头顶，右手力掌于胸前。②左手向后尽伸展，掌臂下按高平肩，右手下按于腹前，两臂回收叉胸前。③重复功势左右同。④松髋屈膝略下蹲，两臂屈肘平俯掌，左后仰身	含胸拔背，两足踏实，举臂尽力，下按松肩，带动肘掌，舒展柔匀，转腰充分，仰身自然	锻炼腰脊关节韧带，增强腰背肌肉筋腱，促使肌筋柔韧稳定	健肺纳气，固腰壮肾，强骨生髓，提神顺气

中国保健推拿纲要

续 表

顺序	名称	功　　势	要领	作用	功效
		旋腰臀,两臂后旋举过头,身体翻转掌平磨,重复功势左右同			
21	丹凤朝阳(左)	①仰掌落臂收腰旁,左脚右跨成马步,同时转腰近直角,挺胸直腰头端平。②左手腰间左推出,柔缓外展臂蓄劲	上身正直,两目平视,肩臂蓄劲,腰腿同步	锻炼肩关节和下肢的力量	强健筋骨,调节肝肾
22	连环运掌(左)	①左手仰掌经胸前,屈肘劈掌右上方,右手仰掌腰旁提,外展仰掌经胸前,屈肘劈掌左上方,左手仰掌收腰间(左右劈掌)。②右手反掌盖左掌,左掌胸前上穿,掌心斜向与头平,右手立掌左胸前,左脚蹬直右脚提,右脚屈膝趾内扣,眼视左掌腰主动,左臂左腿皆伸直(提膝穿堂)。③左腿屈膝全下蹲,右腿右后成仆步,左掌划弧左胸前,贴近右腿内侧穿,再从右脚足背出,眼观右掌腰主动(仆步穿掌)(右)。④重心前移右弓步,右掌穿出前上挑,左腿迈前左虚步,右掌划弧按腹前,左掌划弧前上挑,前上挑起成立掌,眼观左掌平指间,两手相距左高右(虚步撩掌)(左)	腰手主动眼视手,左腿左臂挺拔伸,仆步穿掌同时成,两手匀缓上步快	提高整体肌肉协调性,增强全身关节活动性	舒胸健肺,强筋壮骨
23	摘星换斗(左)	①右手俯掌前平伸,左手仰掌屈肘撤。②腰脊主动稍左转,左手顺势变勾手,勾尖内向头右前,相距头额约一拳,腕尽屈曲指外旋,肘肩平高臂垂直。③右掌空拳置腰后,目注勾手头偏左	腰为主宰,身躯挺直,尽力屈腕,两腿虚步	锻炼臂腕肌肉关节的耐力,增强下肢肌肉的力量	强筋健骨,活血通络

顺序	名称	功 势	要领	作用	功效
24	交拳齐心	①足趾着地转左跟,转至左前同起式,左脚着地承重心,右脚左前跨大步,两脚相平略肩宽,屈膝下蹲成马步。②双手握拳叉胸前,拳心向里腰挺直	两拳蓄劲,臂动跟随	活动上肢各关节,增强上臂肌肉力量	舒胸理气,强筋健骨
25	三盘落地(上插手)	①挺胸直腰头端平,两臂叉拳举过头,两臂分开拳变掌,伸直两侧同肩高,转腕翻手成俯掌,两腿伸直膝蓄劲。②两掌下落膝外侧,拇指朝里蹲马步。③旋腕立掌背相靠,合肘转臂拇外展,徐徐伸臂平天门,两腿渐直脚踏实,转腕翻掌徐展臂,立掌外旋分两旁,双臂伸直侧俯掌。④屈膝深蹲掌下按,大腿外侧臂屈曲。⑤旋腕立掌背相靠,合肘转臂拇外展,徐徐伸臂平天门,两腿渐直脚踏实,转腕翻掌徐展臂,立掌外旋分两旁,双臂伸直侧俯掌。⑥两掌下落膝外侧,拇指朝里蹲马步。⑦掌心翻转向上托,肩臂相平成一字,左脚收回左内侧,两脚并拢手下落,旋腕翻手成俯掌,两臂下落于体侧	沉肩松肘,挺胸直腰,动作柔缓,重心后坐,膝过足尖,屈膝按掌,屈肘成弧	锻炼下肢力量,增强上肢柔韧,提高整体协调	健肺纳气,强健筋骨,促进下肢血流,消除盆腔淤血
26	出爪亮翅	①两掌化拳提肘臂,用力屈曲两胁边,拳心向下提脚跟。②两拳化掌缓前推,随前推掌化俯掌,坐腕屈指臂伸直,臂同肩宽掌向前。③眼视指端脚回落,两臂握拳收回腰	两脚踏实,力由下上,并腿伸膝,两胁用力,力达指端	锻炼四肢及手指关节力量	舒畅气机,强筋健骨,调和气血

顺序	名称	功　　势	要领	作用	功效
27	饿虎扑食	①左脚前迈成弓步,两拳化爪前扑伸,两臂相平宽同肩,掌心向前腕背屈。②躯体前俯胸近腿,掌心向下爪着地,抬头瞪眼看前方。③躯体抬起身直立,重心右移腿屈膝,左腿蹬直手回收,缓沿腿腰爪胸前。④右腿蹬直成弓步,两手爪状前扑伸,两臂伸直伴喝声。⑤两臂外旋手仰掌,握拳回收腰两旁,重心再移全左腿,右腿收回左腿内,躯体右转面向后,右腿前迈成弓步,重复功势左右同。⑥两臂外旋手仰掌,握拳回收腰两旁,重心再移全右腿,左腿收回右腿内,转回身躯腿并拢,两臂下落直立式	向前扑伸,注意发力顺序,起于根,顺于中,达于梢,腿、腰、臂三节贯通,力达指掌	拉伸肩臂韧带,锻炼上臂和颈背肌肉群的力量	强腰壮肾,健骨生髓
28	前推八马倒拉九牛	①左足向左跨一步,两足平行宽于肩,足趾略收腿实力,屈肘直掌护两侧胁,掌心相对指并拢。②两臂运力渐前推,肩腕指端全蓄劲,拇指上翘臂伸直,肩臂直掌成直线。③手臂伸尽掌外翻,虎口朝下指向前,四指并拢拇外展,五指向内屈曲收,由掌化拳如握物,劲注拳心腕外旋,屈肘收拳回两胁,反拳为掌向下按,伸臂紧腿同站档	胸须微挺,头勿顾盼,两目平视,以气催力,运劲于臂,贯达掌指	增强两臂和指端劲力,锻炼上臂肌肉柔韧性	宽胸理气,健运脾胃,强壮筋骨

顺序	名称	功 势	要领	作用	功效
29	倒拔马刀	①两手交叉始腹前,面前高举头上方,两臂伸直分两旁,两手下落回体侧。②左手体侧举过头,屈肘头后点风池,右手后伸近腰,掌背向内扶命门。③挺胸直腰向右转,手项争力向后看,躯体转正向左转,手项争力向后看。④躯体转正臂侧展,下落两侧腹前叉,重复功势左右同,躯体转正臂侧展	躯体左右拧转,保持中轴正直,两臂充分举收,手、项同时蓄劲	增强背腰胸腹肌肉力量,锻炼脊柱、胸胁关节功能	改善头项血液循环,解除中枢神经疲劳,促进静脉血液回流
30	打躬鸣鼓	①屈膝下蹲成马步,两臂侧举上过头,掌心相对屈肘臂,抱于脑后掩两耳,挺胸展肘成平面。②躯体前俯胸近腿,两腿伸直膝蓄劲,两肘内合弹耳后,身体正立腰挺直,两腿屈蹲成马步,两臂展肘抱脑后	躯体正直,两肘打开,弯腰前俯,两肘夹枕,舌抵上颚,咬牙调息	锻炼腰背肌肉,增强腰脊关节功能和肌肉力量	改善脑部血液循环,消除脊背紧张疲劳
31	四面掉尾	①两腿缓直膝蓄劲,两掌上撑指相对,两臂伸直近头部。②躯体左转90°角,再做前俯膝伸直,两手靠近左脚外,掌心近地再抬头。③挺胸直立身转正,躯体右转90°角,再做前俯膝伸直,两手靠近右脚外,掌心近地再抬头。④挺胸直立身转正,两掌上撑指相对,两臂伸直近头部,躯体后仰尽伸腰,两手分开伸仰掌,指尖向外脚踏实。⑤躯体前俯臂合拢,掌心向上臂伸直,抬头看前膝蓄劲,俯身向前尽弯腰,指尖相对腕内旋,掌心向下按腿间,两手贴地胸近腿	躯体俯仰运动,两膝充分伸直,拔长肌群韧带,意念集中掌心	锻炼脊柱及全身关节,增强肌肉韧带力量和功能	改善心神疲劳,消除脊背紧张,增强关节的稳定性

顺序	名称	功　　势	要领	作用	功效
32	韦驮献杵	①身体正立腰挺直,两手上提平胸前,屈肘旋腕掌抱球,沉肩垂肘头端平。②翻掌下按回两侧,左脚回收脚并拢	两足踏实,舒胸拔背,蓄腹直腰,动作匀缓,心神怡宁,气沉丹田	放松身体,平静呼吸	舒胸理气,提神顺气,活血通络

(二)自身养生法规范模式

见表 10 - 29。

表 10 - 29　自身养生法规范模式

顺序	名称	功　　势	功　　效
1	形神三调摩指擦掌	形正体松,含胸拔背(调身);呼吸均匀、气沉丹田(调息);心神怡宁、意念贯一(调心);两手相合,摩指擦掌(摩手)。1~2 min	调节形神,温暖指掌
2	拭眼熨目抹眶按眦	①闭目,两手示、中、无名指并拢相摩令热,环旋轻揉两眼睑。顺、逆时针各 5~10 次。②闭目,两手掌相摩极热,以掌心敷熨双目。③闭目,以两手示、中指指腹或屈拇指指间关节突起部环抹两眼眶缘。由内向外各 10~15 次。④闭目,以两手拇指指端按、掐两侧攒竹、睛明、鱼腰、瞳子髎、四白。各 5~15 次	明目散风,提神醒脑;调节眼球功能,增强眼肌弹性,改善眼部血液循环,消除眼疲劳;防治近视、老视、目疾等
3	推鼻抹额摩面擦耳	两手平掌,按伏于两侧面颊,做由内向外环旋摩动:小指侧推鼻旁,四指指面抹前额,掌面摩面颊,拇指侧擦耳郭。顺序是:吻鼻(上)→前额(分)→耳颊(下)→额颊(合)。周而复始,轻巧明快,操作时,上、分,稳实;下、合,轻柔。10~15 次	润泽肌肤,窍聪耳,明目醒脑、消劳除烦;增强皮肤光泽、弹性,消除皮肤皱斑,减轻皮下脂肪积聚;防治头痛、感冒、鼻塞、眩晕、耳鸣、痤疮等

顺序	名称	功　　　势	功　　效
4	揉按太阳掩耳弹枕	①两手微屈,以拇指端按揉两侧太阳。5~10次。②两手微屈,以掌心紧掩两侧耳孔,然后骤然放开。反复紧掩,放开。10~15次。③两手微屈,以掌心按住两侧耳孔,以示、中指相压后弹击后枕部两侧。10~15次	疏风降火,健脑聪耳;防治眩晕、失眠、耳鸣、耳聋等
5	梳头栉发叩击头皮	两手微屈,以五指指端着力:梳摩头皮理顺发根。顺序是:前发际→头顶→后枕;前发际→颞部→后枕。各5~10遍。按揉头皮,推揉发根。顺序同上,各5~10遍。叩击头皮,通利发根。顺序同上,各3~5遍。两手微屈,以示、中、无名指相并指腹拍击头部。顺序是:前额→颞部→后枕。3~5次	祛风散火,健脑增智;改善头部末梢神经功能;防治脱发、白发、枯发、头痛、头晕、失眠等
6	按拿风池推抹桥弓	①两手张开,扶持后枕,以两拇指指端按揉两侧风池穴。3~5次。②两手张开,以大鱼际部着力推抹两侧桥弓:翳风→缺盆。左右交替,5~10次	祛风散寒,潜阳降逆;增大颈动脉窦管壁压力,形成反射弧,引起心率减慢,外周血管扩张,血压下降;防治感冒、头痛、失眠、高血压、落枕等
7	按压夹脊推擦天柱	①两手微屈,以示、中、无名指相并指腹按压颈椎两旁:风府→大椎。3~5遍。②虚拳,以屈拇指指间关节突起部推擦颈椎:风府→大椎。5~10次	舒经通络,祛风散寒;改善颈部软组织血液循环和代谢功能;防治头痛、感冒、颈椎病、落枕等
8	叩齿咽津揉捻喉管	①牙齿相合,做上下节律叩击,30~40次。然后口唇微闭,舌体左右搅动,待唾液满口时,用力咽下。②以拇、示指相对揉捻喉管两侧:人迎→缺盆。3~5遍	坚固牙齿,润咽宽喉;增加唾液分泌,增进食欲,帮助消化;防治口臭、牙病、咽喉炎、音哑等

中国保健推拿纲要

顺序	名称	功　　势	功　　效
9	推胸胁揉天突按膻中	①两手平掌,以指掌面横向推擦胸胁两侧:锁→胸骨→胁肋。左右同时推擦两侧胸胁和交替推擦对侧胸胁。各3~5遍。②以中指指端按揉天突。3~5次。③以手掌大鱼际按揉膻中。5~10次。	宽胸理气,养心安神,疏肝解郁,消劳除烦;改善胸部肌肉神经功能,缓解疼痛,松解痉挛;防治胸闷、心绞痛、呃逆、喘咳、胁痛等
10	揉摩脘腹斜擦丹田	①两手掌相叠,以指掌面旋摩脘腹,顺时针向,降摩稳实、升摩轻柔:胃脘→脐→少腹→脘腹部,2~3分钟。②两手掌相叠,以掌心按压于腹部,并随呼吸起伏而轻重交替。5~10次。③两手平掌,以小鱼际侧斜擦肚腹两侧,分别由两旁向中下方斜向缓和推擦,自上而下慢慢移动:章门→神阙,气冲→关元。3~5遍	温通气血,健脾和胃,消积理中,清疏下焦;改善和促进胃肠道功能,帮助消化和吸收,增进泌尿、生殖系统功能,通利小便;防治高血压、失眠、胃肠道和男女生殖泌尿系统疾病
11	捏拿肩筋拍击背胛	①提手,以拇、示、中指相对揉捏对侧肩筋。左右交替,各3~5次。②提手,以虚掌拍击背脊及对侧肩胛。左右交替,各5~10次	宽胸理气,舒筋松肌;防治颈椎病、肩胛痛、落枕、肩周炎等
12	揉按腰脊击擦肾府	①两手张开,以拇指按揉或两手虚拳,以示指指间关节突起部按揉腰脊两旁背俞穴:脾俞、肾俞、大肠俞、八髎。各5~10次。②两手以虚掌拍击、虚拳锤击两侧腰脊、腰骶:命门→腰阳关→八髎。各3~5遍。③两手以大鱼际、掌根或拳背、拳眼摩擦或推擦腰脊、腰骶、脾俞→八髎。10~15次	固腰补肾,温经通络;防治腰酸、腰痛,男女生殖泌尿系统疾病,胃痛,失眠,高血压等

顺序	名称	功　势	功　效
13	捏拿肩臂拍推上肢	①以拇指和其余四指相对捏拿对侧上肢的内、外侧,自上而下,左右交替,各3～5遍。顺序着重揉拿上肢主要穴位:肩髃、肩髎→肩臑、极泉→曲池、小海→内关、外关→合谷、劳宫。左右交替,各3～5次。②以虚掌拍击对侧上肢的内、外侧。自上而下,左右交替,各3～5遍。③以指掌或虎口推擦对侧上肢的内、外侧,腕内侧→肘、肩内侧→肩外侧→肘、腕外侧。左右交替,各3～5遍	舒筋活络,温通气血;防治上肢酸痛、麻木,肩周炎,高血压病等
14	捏拿股腨击擦下肢	①两手以指掌相对捏拿下肢内、外侧。自上而下,左右交替,各3～5遍。顺序着重按拿下肢主要穴位:伏兔、风市→梁丘、血海→内膝眼、外膝眼→阴陵泉、阳陵泉→足三里、委中→承山、丰隆→三阴交、悬钟→昆仑、太溪→太冲、涌泉。左右交替,各3～5次。②两手相对,先以虚掌拍击,后以虚拳锤击下肢内、外侧。自上而下,左右交替,各3～5遍。③两手掌相对,先以推擦,后以搓摩下肢内、外侧。自上而下,左右交替,3～5遍	温通经络、活血祛瘀;防治下肢酸痛、麻木,腿腨痉挛等
15	搓摩膝盖推擦足底	①两手以指掌相对搓摩膝关节两侧。左右交替,各2～3分钟。②足部搁置于对侧大腿,一手握住足趾部;另一手以小鱼际侧或握拳时拇指指端关节突起部推擦足底,揉按涌泉。左右交替,各3～5分钟,以热为度	补元益肾,温经通络;防治膝软乏力、失眠、眩晕、高血压病、足底痛等

第十一章 思辨理伤方略

一、保健推拿理伤理论概述

运动损伤保健推拿是研究运动过程中引起的运动性损伤,施行功能康复保健推拿理论和技能一项重要内容。

(一)痛证、运动损伤和理伤概述

疼痛是机体接受内外刺激而产生一种痛苦的感觉反应。它既是人体一种必备的生理性感觉功能,具有防御刺激、保护机体和维持生存的作用;也是一种常见的病理性表现,是机体正常状态被破坏的信号和指标。中医学认为:"气血运行于全身,周流不息,外而充养皮肉筋骨,内而灌溉五脏六腑;筋,束骨而利机关(关节),主全身之运动;骨,张筋藏髓,为一身之支柱。"人体在正常情况下,气血周流筋骨,一旦受到外伤,筋骨固然首当其冲,气血也多受到损害,而且肢体损于外,则气血伤于内,营卫有所不贯,脏腑由之不和。故运动损伤,在外以筋骨受伤最为多见,在内以气滞血瘀为主要。内伤七情、外感六淫、饮食失调、跌打损伤、兽虫咬伤等都会引起痛证,与经络、气血关系尤为密切。经络阻滞、气血运行障碍是各种致病因素引起的共同病理结果,也是疼痛发生的病理学基础,故有"不通则痛"之说。中医学主张以扶固正气、活血化瘀、祛风散寒、消积导滞和顺气理血等方法,达到疏通经络、祛除疼痛的目的。

运动损伤主要表现在肌肉、肌腱、韧带的慢性损伤,包括肌肉筋膜炎、肌腱腱鞘炎、腱和韧带止点损伤等。在运动损伤保健处方中,必须突出治理局部伤痛,注重消肿止痛,松懈粘连,防止肌肉挛缩、关节僵硬;同时统筹全身,补益肝肾、脾胃,强壮气血,调摄精神,促进机体协调,维持身心平衡,以利损伤修复和减少再伤可能。

《黄帝内经》载有推拿治痛作用的经文,如:"按之则血气散,故按之痛止""按之则热气至,热气至则痛止"(《素问·举痛论》),这些论述成为中医学认识推拿治痛作用的基本框架,并给后世以极大的启示。《医宗金鉴·正骨心法要旨》曰:"因跌仆闪失,以致骨缝开错,气血郁滞,为肿为痛,宜用按摩法。按其经络,以通郁闭之气,摩其壅聚,以散瘀结之肿,其患可愈。"可见,推拿镇痛不仅针对因气血不通而"不通则痛"系属"实痛"的痛证,而且可治因气血不荣所属"虚痛"的痛证。通过推拿手法的补养气血、升提阳气、扶固正气作用,达到荣养筋脉的功效,使得"阴气竭、阳气未入,故卒然痛死不知人""血气皆少则喜转筋、踵下痛""虚故腰背痛而胫酸"等一类"虚痛"得以缓解。可见,推拿手法以"通""荣"治痛,实为古已有之。

中医学认为,推拿手法通过抑按皮肉、捷举手足的操作技能可以产生疏通经络,开达抑遏,促进气血运行,调节脏腑功能,濡养皮肉筋骨,整复关节错位,并从总体上恢复阴阳动态平衡等作用。推拿手法作用于经络穴位,激发其经气,以致经络通畅、疼痛解除,即所谓"通则不痛"之理。

(二)保健推拿对痛证、运动损伤作用意义

保健推拿所涉及的痛证主要是日常软组织损伤导致的急性和慢性疼痛,根据"急则治其标,缓则治其本"原则,针对疼痛的原因与性质处方遣法,以达到不同程度的理伤止痛目的。现代医学研究认为,急性疼痛与慢性疼痛存在不同的发生机制,现代医学认为急性疼痛应及时实现阻断疼痛的恶性循环,促使疼痛的良性转化,

以免进展为慢性疼痛。推拿镇痛是运用一定的手法技能刺激体表，以激起机体应变过程，产生手法感应，并使局部和全身发生一定的变化。推拿镇痛通过"走经络、推穴道"，改善气血运动障碍状态，调动机体抗病功能。保健推拿对于各种痛证，旨在引发机体内部的应变过程，产生不同程度的镇痛、移痛、消痛和止痛的作用。推拿镇痛既能降低伤害性刺激程度，又能减轻机体对伤害性刺激的敏感性而发挥止痛作用。由此引申中医传统的疼痛理论，可认为"松则不痛""痛则不松"，推拿手法可以"去痛致松""以松治痛"。

推拿镇痛作用原理的物理学因素较为复杂，往往是以力学作用为主，促进组织血液循环，排除血液循环障碍，尤其是对微循环的作用，能使病变组织供血增加，致痛物质及时移去而消除疼痛；促进组织代谢过程，清除局部代谢产物，减轻末梢神经的刺激；兴奋或抑制神经；纠正错位的关节，并恢复其功能，使之产生活血、消肿、解痉和镇痛等效能。

保健推拿用于防治运动实践所引起的各种软组织损伤性疾病，着重于未伤先防和既伤防变，即预防损伤的发生和防止损伤由急性传变为慢性迁移性的病理过程。保健推拿既能在运动实践前后的准备活动和整理活动中，作为预防运动损伤的重要措施，又能及时治理运动伤病，尤其是大量的闭合性软组织损伤，对于治愈损伤、减轻伤情、康复功能都具有显著的功效。相关未伤先防的运动养生内容前面章节已做诠释。实践表明，保健推拿在现场应急治理急性损伤，平时治理康复慢性劳损方面，都能发挥积极有效的作用。

二、保健推拿理伤思辨方略

研究保健推拿理伤思辨方略是一项提高运动损伤保健实践功效的重要课题。通过长期实践探索，联想到保健推拿理伤思辨有着一定的规律性。

基于中医学整体调节、标本兼顾的传统理念,整理提出对于以软组织损伤为主的运动损伤保健推拿思辨方略,大致可归纳为因势利导,远处疏理;柔刚相济,局部温里;整复纠错,痛点通离;筋骨顺理,关节松利 4 个阶段。

(一) 因势利导,远处梳理

保健推拿注重整体观念。一是注重手法技能的整体性,包括在手法基本技能中规范化的技巧动作、形体姿势和内外柔刚协调统一的整体性。在手法操作技能中相同或不同性能的手法,是先后交替、连续衔接、相互配合、协调统一的整体。二是注重手法治理的整体性。包括在总体抉择中,辨明证候的寒热虚实,策划方术的轻重缓急,统筹全局、突出重点的整体性;在操作规程中,因势利导,远处梳理结合柔刚相济、局部温里的整体性。

整体调节和因人、因证、因部位而异的辨证,同时又辨病是指导保健推拿的重要理念。传统推拿首务导引气血,开通闭塞。就治理软组织损伤而言,应以因势利导、远处梳理为先,着手于病痛所在的远处部位。通常取距离病痛部位 3～5 寸,率先用虎口推、掌揉等法开局,并以搓、抖、推、抹等法收势。"法之所施,使患者不知其苦",手法当以柔和为贵。以轻柔手法当先和善后,一可避免与减轻治理过程中产生的反应性痛楚,二可在生理与心理上产生一定程度的抚慰作用。循经走脉、远端取穴,由轻渐重、刚柔相济,大有诱导移痛之功。常以按、一指禅推拿等手法为多,由远及近的迂回渐进操作规程,对于因筋脉阻滞、气血瘀积引起的病痛,可以产生梳理引导作用。如治理腰肌劳损,通常以虎口推法始于背部,紧推慢移,直达腰痛病变部位,衍化为一指禅推、揉、拿等法,先后交替,继而施扳、拔手法整复纠错,按揉两侧背俞穴,由上而下,再以掌擦腰尻,推压下肢收势。手法操作着重于局部而应顾及邻近,不宜急于着手病痛局部,对于急性损伤更为大忌。通常在治理脊椎病痛过程中,对于诸如颈、胸、腰椎椎体韧带的扭伤、错位、劳损,既着重于病痛椎体的局部施术,也顾及其他椎体的整体治理,使整体脊柱得以调理、舒松、整顿,保证其功能的完整、协调。临床操作规程中,手法操作还常以左右开弓、顾此及彼,或交替,或同步,大有因势利导、前呼后应之妙用。

因势利导、整体梳理,实为手法操作过程中的迂回包抄、全面调节阶段,通常可占整个操作时间的 1/3 左右,不宜省略与忽视。因势利导、整体梳理对于急性损伤、慢性劳损急性发作期及年老虚弱的患者显得更为重要。

(二)刚柔相济,局部温里

保健推拿注重手法刚柔辨证运用。《黄帝内经》中就有"审其阴阳,以别柔刚"的载述,手法技能各有所异,其共性为内外柔刚相互协调、依存、渗透、交替的辩证统一关系。先师朱春霆也曾多次教诲:"手法以柔和为贵,要柔中透刚。"在手法技能动态演变中,要善于把握手法用力强度,使之内外柔刚、各适其所,相辅相成、相得益彰。手法功力作用于体表,可以产生气和力的传递效应和运转机制。在手法功力中弹力和摩擦力占很大比例。按压类手法弹力可以振奋神经,加速血流,摩擦可以产生热,产生生物电。手法着力于体表的按压和摩擦产生的动能,通过体表率先使手法所及的局部软组织因受刺激而发生应变,包括软组织受力变形,促使组织液体流动及细胞、毛细管内外物质变换加速等,促使水肿、瘀血及其他病变产物的吸收,防止与改善肌肉萎缩、肿胀、痉挛和结构紊乱。通过手法功力的节律变化、持续积累与渗透深彻,又使深层软组织受到间接的按压、摩擦,促进深层软组织的内在物质运动与物质变换,包括静脉回流和淋巴液流动,进而转变有关系统内能和调整生物信息等;改善深层软组织缺血、缺氧状态,有助于局部组织的修复和功能重建。手法功效也由局部组织深透到周围组织,纵横交织,远近扩散,发生广泛的连锁反馈效应,并造就深层软组织温热、舒松等效应。这种效应也从一个侧面反映了手法功力渗透程度。因而,手法操作切忌用力滞板粗暴,感应肤浅,只有柔和、稳实、持续、渗透的手法功力所产生温热通彻达里的感应,才能保证临床的功效。这也是检验手法技能优劣的一项客观标准。

柔刚相济、局部温里,可以说是手法操作过程中的传递运转、中坚攻实阶段,通常约占整个操作时间的1/3。

(三) 整复纠错,痛点通离

传统保健推拿注重“以痛为腧,以知为度”。通常以触摸所及的压痛处为重点施术之所,并辅以取用痛处邻近的相关穴位和部位。中医学认为,软组织同经络系统中的十二经筋尤为关系密切。经筋是经脉之气结聚散结于筋肉关节的体系。软组织损伤属于伤筋的范畴。《黄帝内经》记载了古人对软组织损伤的最早认识:“经筋之为病,寒则反折筋急,热则筋弛纵不收。”对于临床常见软组织损伤所表现的肿胀、疼痛、痉挛等症状,应查明其病因病所,如瘀血、错位、粘连、嵌顿等。病有标本缓急,治应先后主次。对于缓急难分之痛,则可标本兼顾,手法着力以轻柔、灵巧为先。由表及里、由远及近、由面及点,形成点、线、面、体先后交替,松、顺、动相互结合的操作规程,并严格把握手法强度和用量对于气血滞瘀、骨缝开错、滑膜嵌顿之类急性损伤,先着重舒理筋肉、松解痉挛,“按其经络,以通郁闭之气,摩其雍聚,以散瘀结之肿”。多用一指禅推、按、摩等法在先,继以顺理筋骨、整复错位,多用扳、拔、摇等手法在后,两者不可偏废。如对于治理腰椎后关节功能紊乱症,着重于软组织嵌顿所致的压痛点,先以肘按、掌压、棒击等法,继以后伸、斜扳、前屈、拔腿、背驮等手法,从各方面捋捺整复,纠正错位,动作果断、用力恰当,常有立竿见影之效;对于治理伴有寒湿夹杂、气血不荣一类的慢性劳损,则着重于推、揉、摩、擦等法,用以祛寒除湿、调气养血;对于调理伴有局部组织粘连、痉挛、结节一类慢性劳损,则着重于局部痛点弹拨、按压、捏拿、捶击等法,用以松解痉挛,剥离粘连;对于调理肩周炎、斜方肌劳损、肱骨外上髁炎等病症,呈现组织黏连、局部疼痛,可先以揉拿、按揉,继以指拨、弹扣、拔伸等法,常有根除本源之功。"以痛为腧"表明针对痛处施治,古已有之,而今更明其解剖生理,故应力求方术精良。

应该指出,痛点通离通常运用瞬间爆发力,但是必须灵活轻巧时短力大而不宜粗暴蛮劲,应该做到"说时迟、那时快",尽量将手法痛苦感应缩小到最低限度。

整复纠错,痛点通离,则是手法操作过程中的力达其所、运作关键阶段,通常约占整个操作过程时间的 1/6。

(四) 筋骨顺理,关节松利

传统保健推拿注重顺理筋骨,松利关节。通常将手法操作就及局部病痛邻近的关节及相关的筋骨,列为手法治痛的常规。符合解剖力学原理的松、顺、动结合的手法技能,作用于肢体关节与筋骨,可以使拘挛、弛缓、强直、错位、滑脱的肌肉、韧带与关节得以濡养、舒顺、滑利,并纠正其解剖位置的异常状态。通常以拔、扳、摇、抖等法产生牵拉、屈伸、旋转、抖颤及杠杆作用,导致局部关节筋骨及其相关组织的回纳、舒展、松滑等。祛痛致松,以松止痛,在手法操作过程中要求手法用力强度、活动幅度和用量限度必须严格控制在患者生理所能负荷,病理所能承受的范围之内,做到适时适度。临床上,对于常见脊椎、四肢关节所及半月板、滑囊、周围韧带、肌肉等病痛,应就近局部治理而运动治理其关节。而对于躯干和四肢肌肉、筋膜等病痛的治理也无不涉及相关的关节,如背部斜方肌、斜角肌劳损、臀部梨状肌、臀大肌劳损的治理处方,并不局限于病痛部位施以推、拿、按、摩等法,则应进而屈伸、牵拉、扳拔其邻近相关的颈、肩、骶髂、髋等关节,以增强其治理功效。

筋骨顺理,关节松利,也是手法操作过程中的顾此及彼、行成功满阶段,通常约占整个操作时间的 1/6。

现在,运动损伤保健推拿功效已被世人认可,然而运动损伤保健推拿是一项实践性很强而又相当复杂、精细的健康保障工程,研究运动损伤保健推拿的方略，涉及优化手法技能的有效概率和有机组合，深化手法治病的微观辨证和微观法术等问题。上述方略所分的 4 个阶段，前两个阶段侧重于手法技能的经验体会，后两个阶段侧重于手法治痛的临床心得，彼此相辅相成，不可分割。4 个阶段治理过程时间的分配比例，大致是前两阶段各占 1/3，后两阶段合占 1/3。在实践应用中，可因人、因病、因部位的差异而有所区别。

第十二章　创导经络足道

　　笔者曾在2013年受人社部教材办公室委托,作为第二主编编写出版核心技能教材《中华经络足道学基础》,率先将足道纳入中国保健推拿范畴,并起名为"中华经络足道学",作为推拿保健学的分支学科。

　　现将该书原创理论和技能部分内容摘录如下(其中相关经络足道规范模式部分内容由笔者与陈在兴先生合作编写)。

一、经络足道学基本概念

(一) 经络足道概述

　　中华经络足道简称经络足道,是基于中国传统医学外治法的引申和衍化,是推拿手法技能和中药温泡热敷相辅相成密切结合的养生保健系列重要组成部分。

　　经络足道起源于远古,流传于民间,发展于现代。它以悠久的发展历史,朴素的基础理论,丰富的手法技能,显著的保健功效,蜚声古今,称誉中外。而今,经络足道已经成为人们追求返璞归真养生保健的时尚亮点。

　　足道,"足"脚也,"道"道理也,用以表达事物的规律性。顾名思义"足道"是用以表达足部施行手法方术的规范技能。又名足浴、足疗、足穴和足部按摩等,源于民间采用自我保健方法"擦足底",用以消除疲劳、祛湿蠲痹、强身养生。

俗话说:"人之有脚,犹似树之有根,树枯根先竭,人老脚先衰""寒从足底始",御寒应以保暖下肢和足部为要。故人们历来重视双足的锻炼与保养。据《史记》载述:"上古之时,医有俞跗,治病不以汤液醴酒,砭石跷引,案杌毒熨。"这里跷引、案杌都系指按摩,俞与愈相通,跗即是足背,俞跗可能是指摸脚治病的医生。古籍中还曾有"观趾法""足心道"的记载。史料表明,足部保健推拿古来有之。宋代大文豪苏轼(苏东坡)曾赋诗记载称颂自我推拿的擦涌泉:"其效初不甚觉,但积累百余日,功用不可量,比之服药,其力百倍,久欲献之左右,其妙处非言语文字所能形容,然亦可道其大略,若信而行之,必有大益"(见宋代苏轼《苏沈良方》)。近代,自我推拿的擦涌泉已被收纳为气功和推拿结合的自我养生保健功。

近几年,国内流行的足部保健推拿,无疑都为中国古代按摩流传国外,经欧美、日本反馈国内。"足部反射区健康法"等各种足部保健推拿20世纪70年代开始流行于东南亚与港台地区,并有着不同的技能流派,其中影响较大的是玛鲁卡多的《足反射疗法》、玛萨福瑞的《未来健康》和日本柴田氏的《足心道》。国外学者应用现代科学技术研究中国传统医学,发现在足部存在着与人体各腑脏器官相对应的反射区,运用不同的手法按摩这些反射区,可以促进血液循环,调节人体各部分的功能,增强内分泌系统,取得防治疾病的效果。

然而,国内学者通过长期实践也发现这些足部反射区理论所及很多敏感点恰恰是经络学说理论"以痛为腧"的阿是穴,而且,足部区域富有经络学说中足三阴、足三阳经脉及其络脉、孙脉、皮部、筋经等组织结构、功效,故仅以足部反射区相关反射点理论而摒弃经络学说"以痛为腧、以知为度"的理论概念是极大的缺憾。指导足道实践的基本理论必须正本清源,完善充实足道理论必须结合经络学说理论而不应完全拘泥于足部反射区理论的单一释述。于是,通过长期实践和理论研究具有中国特色的经络足道理论脱颖而出。

(二) 经络足道学概念

经络足道学是论述研究以中医基础理论为指导思想,运用推拿手法技能和中药温泡热敷结合,并着重于足部经络、区域操作调理之原理法则、技能方法、规范模式的一门养生保健分支学科,归属中医养生保健系列学科推拿保健学门类,也是中国保健推拿重要组成部分。

经络足道兼容古今中外的创新足道理论,并以手法技能和中药温泡热敷交替结合见长。运用藏象经络学说营卫气血理论,特别是关于经络足道足底区域同经络脏腑联络关系的探索研究,完善了足部组织结构论述的整体概念,填补了足部组织结构原先论述不全和经络足道作用原理原有诠释不足的缺憾,进而突破了原本单一沿用的足部反射区理论阐述。通过长期经验积累沉淀而成具有标志性意义的创新理念,更是为中华经络足道养生保健注入了新的理论依据(图 12 - 1)。

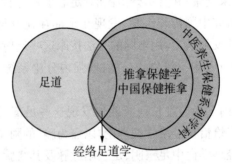

图 12 - 1　中华经络足道学同推拿保健学关系示意图

经络足道创新理论和独特技能,有别于普通足道和足部反射区足道,是遵循岐黄之纲常、融入杏林之方略研究而成的中国式经典足道。也就是以传统的中医学理论为主导思想并结合参照足部反射区相关理论,传统推拿手法技能为技能基础,手法操作着重于足部连及腿踹部,尤其是十二经脉中足三阴、足三阳6条经脉,包括其相关络脉、经筋和皮部等。

经络足道由推拿手法技能和中药温泡热敷两大部分组成。传统的中医四诊(望、闻、问、切)和中医八法(汗、吐、下、和、温、清、消、补)的理论概念,密切指导经络足道手法技能和中药温泡热敷的密切结合及操作实践。由此可见,经络足道归属于传统外路调理经络脏腑(外治法)范畴,也是中国保健推拿系列一条重要支脉。

(三) 经络足道作用机制

经络足道强调求本、扶正。中医学认为,"肾为先天之根,脾为后天之本",养生保健关键在于谋求增强元阳肾气,促进脾胃功能;扶助营卫正气,防御六淫邪气。研究表明,普通休闲养生足道通常可以促进血液循环,增强内分泌系统功能,调节人体各部分的功能,取得养生保健的效果。通过推拿手法技能结合中药温泡热敷进一步刺激局部引申整体效应,具有一定内涵功力的物理学作用原理,也就是推拿手法技能中气和力的传递效应和运转机制,可以产生温通经络、运行气血、调节脏腑、滑利关节、祛寒除湿等作用效果,特别是通过运用精良手法技能,规范操作流程,借以达到消除过度疲劳、延缓机体衰老、调整体质偏颇、促进功能康复等养生保健功效。

二、经络足道学基础理论

具有整体观念和辨证论治的中医学理论体系是朴素唯物主义认识论和方法论的传统医理思想。以中医阴阳学说、藏象学说、经络学说营卫气血理论为核心的中医基础理论是经络足道理论的重要指导思想。从而,经络足道形成源自足部反射区足道的史实,表明经络足道理论还应参照足部反射区足道相关理论。

经络足道基础理论基于中医阴阳学说、藏象学说、经络学说和营卫气血理论,并参照足部反射区足道理论。

(一)藏象学说在经络足道中的实践应用

实践表明,藏象学说理论在中国保健推拿包括中华经络足道、灸、罐、刮实践应用中有着重要的指导意义。推拿手法技能和灸、罐、刮技能通过两条途径刺激五脏六腑。①通过经络系统的联络、传递作用运行气血而产生功效;②通过手法技能的摩擦力、按压力等产生的内摩擦、内按压等力的传递而直接形成的物理学功效;全面覆盖了对心、肺、肝、肾、胆、胃、大肠、小肠、膀胱等脏腑的温通、梳理、健运、调摄等功效。中华经络足道养生主要是通过经络系统的联络、传递作用运行气血而产生功效。

(二)经络学说在经络足道中的实践应用

在经络足道实践应用中,根据经络与穴位的作用原理及其相互关系,通过刺激穴位,激发经气,促进气血运行,调节脏腑功能,以达到养生健身、消除疲劳、延缓衰老等目的。

正如《素问·厥论》所述:"阳气起于五趾之表,阴气起于五趾之里。"认为足三阴起于足,足三阳止于足,其中足阳明胃经止于次趾外侧(历兑穴)交足太阴脾经(大趾内侧隐白穴);足少阳胆经止于四趾外侧(足窍阴)交足厥阴肝经(大趾中丛毛际);足太阳膀胱经止于小趾外侧(至阴)交足少阴肾经(足小趾下)。

可见,经络学说相关足三阴、足三阳6条经络在足部交会融合,联络五脏六腑的释述论观,为经络足道养生保健提供了重要的理论依据。

足部各区域同经络脏腑联络关系,是揭示足部组织结构外表同内在的联系。纵观足部各区域与地面接触的足趾、足掌、足跟同心、肺、肾密切相关,中医学认为,心主神明,肺主精气,肾主元阳。足心虽不接触地面,而同肾、脾胃、肝胆相关,肾主元阳、脾主运化、肝主条达。通过十二经脉的足三阴、足三阳,包括经脉、络脉、经筋、皮部等联络、连系,促使表里脏腑整体协调,阴阳平衡。

长期以来,有关足部经络穴位理念诠释通常集中在足部的足趾、足跖、足踝、腿腨等区域,足底区域仅有足少阴肾经涌泉穴,从而,运用藏象学说和经络学说营卫气血理论,对于经络足道足底区域同经络脏腑联络关系的探索研究,完善并丰富了足部组织结构论述的概念和内容,中医藏象经络学说、营卫气血理论并参照足部反射区理论研究和运用,仍是今后长期探索的重要内容。

(三) 中医学四诊在经络足道中的实践应用

唐代医神药王孙思邈曾有句名言:"行欲方而智欲圆,心欲小而胆欲大。"就是训诫后人遇事要勇敢而思虑应周密。从事中华经络足道养生务必牢记先人谆谆教诲,善于观察,周密思虑,激发灵感,勇于应变,忠于职守而尽心、尽力、尽责,决不能违纪、违规、违法。

经络足道养生保健有着本行业服务规范一定的特殊性,中医四诊理论观点和方法是指导经络足道养生保健职业服务规范的基本思想和健全经络足道实践过程的重要环节。这里所指的经络养生保健职业服务规范有别于政府部门所拟定的行业营运过程中"职业道德和岗位规范",而是经络足道行业规范中介于专业技能服务同经营礼仪服务之间,技能专长和礼仪态度的密切结合。

在经络足道养生保健实践过程中,大力倡导养生保健职业服务规范能够充分体现手法技能的专业素养和服务行业的道德素质。养生保健专业素养和道德素质表现于一定的专业技能水平、高度的工作责任心及热诚的服务态度,两者相辅相成有机结合,恰恰是经络足道养生保健功效的重要保证。

运用中医诊断学的望、问、闻、切基本理论观点,可以引申推理作为综合保健职业服务规范的原则方法。

望:善于观察客体头面气色(头发、面部)、足部肤色,特别是手法操作过程中的面部表情和肢体反应等。

问：主动询问客体从事职业、生活习俗、健康状况，特别是对手法操作和中药温泡的特殊要求等。

闻：悉心倾听客体语言声音、气息、服务意见等。

切：仔细触摸客体肌肉、韧带，特别是手指探查其足部区域的敏感、压痛及其他感觉等。

综合望、闻、问、切所获得的客体健康状态资料，用以评估客体健康、体质偏颇或亚健康状态，为规范运用经络足道方及其应变操作提供客观依据，拟定相应的理、法、方、术，即相关经络足道模式常规，并在践行过程中，特别注重主客体配合互动，严格把握因人、因部位不同而相应善变手法强度和量。

（四）经络足道养生保健常用足部区域、腧穴

1. 足跟区域 肾（图 12 - 2）。

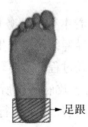

图 12 - 2　足跟区域：肾示意图

【区域定位】 双足足底足跟。

【中医理论概述】 生命的发生，本源于出生之前父母生殖之精的结合，来源于父母的先天之精藏于肾，而肾又主人之生殖。

中医学所说"肾为先天之本"，首见于《医宗必读》。肾为先天之本，是与脾为后天之本相对而言的。先天是指人体受胎时的胎元，见《黄帝内经》载述："两神相搏，合而成形，常先身生，是谓精"；肾为先天之本，指肾的功能是决定人体先天禀赋强弱、生长发育迟速、脏腑功能盛衰的根本。它禀受于父母，充实于后天，促进人体

生殖功能。先天之精藏之于肾,并在人体出生之后,得到后天之精的充养,成为人体生育繁殖的基本物质。中医学认为,足跟平底部位归于"肾"统属范畴,《黄帝内经》说:"肾主骨,主生殖"。

【足部反射区相应区域、点择要】 相当于生殖器、坐骨神经等。

【功效】 手法刺激足跟,可以消劳固本,提升元气,从总体上调整体质偏颇,改善亚健康状态。

2. 足心区域、腧穴 涌泉、脾胃、肝胆(图 12 - 3)。

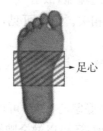

足心

图 12 - 3 足心区域:涌泉、脾胃、肝胆示意图

【区域定位】 双足足底第 1 至第 5 跖骨体到足舟骨。

【中医理论概述】 涌泉穴(位于足前部凹陷处第 2、3 趾趾缝纹头端与足跟连线的前 1/3 处)是足少阴肾经的井穴。"井"为地下出泉之意,也就是形容脉气浅小,而在经脉流注方面仿佛水流开始的泉源。《黄帝内经》中说:"肾出于涌泉,涌泉者足心也。"就是说:肾经之气犹如源泉之水,来源于足下,涌出灌溉周身四肢各处。所以,涌泉穴在养生保健方面显示出它的重要作用。

《灵枢·经脉篇》载云:"肾足少阴之脉:起于小指之下,斜走足心,出于然谷之下,循内踝之后,别入跟中,以上踹内,出腘内廉,上股内后廉,贯脊属肾,络膀胱……其直者:从肾上贯肝、膈、入肺中。循喉咙,挟舌本。"由此可见,肾和膀胱互为表里,肾和肝、脾有着密切联系。

人自出生后的生长发育等正常生命活动(又称后天)所必需的营养物质,主要来源于脾胃所化生的水谷精微。脾为后天之本、气血生化之源。脾胃互为表里,常脾胃并称,包括整个消化系统,远远超出解剖学意义上的脾和胃的范畴。正如《黄帝内经》所说:"脾胃者,仓廪之官,五味出焉。"认为将脾胃的受纳运化可以摄入食物,并输出精微营养物质以供全身之用。人以食为天,胃主受纳水谷,脾主运化精微营养物质。

　　肝主藏血,血为气之母(储藏和调节血液的功能)。肝与胆相为表里,主谋虑。肝主条达疏泄,故肝气不宜郁闷、积聚。人的生命活动、精神情志同"肝"相关。由此可见,肝胆互为表里,肝脾又相生相克,关系甚为密切。

　　【足部反射区相应区域、点择要】　相当于肝、胆、心、脾、胰、十二指肠、直肠、肾和膀胱等。

　　【功效】　手法刺激足底掌心区域,可以调节情志、精神,具有改善睡眠、消劳除烦的功效;还可以健全脾胃运化,促进精气吸取,具有改善消化、消劳除累的功效。

　　3. 足掌区域　肺(图 12-4)。

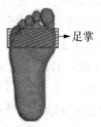

→足掌

图 12-4　足掌区域:肺示意图

　　【区域定位】　双足第 1 到第 5 跖趾关节。

　　【中医理论概述】　中医学认为,肺主气,气为血之帅,司呼吸,主宣发肃降。肺主精气,也就是主管呼吸之气和主宰一身之气两个方面。认为有节律的一呼一吸，是维持和调节全身气机正常升降出入的重要因素。人体生命活动中不仅关系到体内外的气体交换，还涉及人体之气的生成、气血的运行，以及津液的输布代谢等。

《灵枢·经脉篇》载云："肾足少阴之脉……其直者：从肾上贯肝、膈，入肺中。循喉咙，挟舌本……其支者：从肺出，络心，注胸中。"由此可见，肾和心、肺有着密切联系。

【足部反射区相应区域、点择要】　相当于肺、支气管等。

【功效】　手法刺激足掌区域，可促使肺气肃降，调节气机升降运行，具有改善气息、畅达气机的功效。

4. **足趾区域**　心、脑髓（图 12-5）。

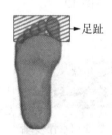

图 12-5　足趾区域:心、脑髓示意图

【区域定位】　双足十趾的趾腹。

【中医理论概述】　中医学称脑为髓海，认为"诸髓皆属于脑，故上至脑，下至尾骶，皆精髓升降之"。故肾精和脑联系密切，《灵枢·经脉篇》载："……精成而脑髓生……肾足少阴之脉……其直者：从肾上贯肝、膈，入肺中。循喉咙，挟舌本……其支者：从肺出，络心，注胸中。"可见，肾和心关系密切，心和肺同居胸中。经云："心者，君主之官也，神明出焉""心主神明"。表明"心"是人们思维意识的主宰，心在脏腑系统中居主导地位，是人体的调控中枢。俗称："十指（趾）连心"，就是表明足趾部同大脑神经功能关系密切。

【足部反射区相应区域、点择要】 相当于大脑、脑垂体、小脑、脑干和降压点等。

【功效】 手法刺激足趾区域,特别是大趾,可以增强心神通达舒畅,促进思维活动能力,具有健脑增智、调节脏腑功效。

综上所述,足底足心(包括足趾)是经络足道涉及的足部重要区域,以五脏为主体,经络为主导的藏象经路学说观点,由涌泉为井穴的足少阴肾经经脉及其别络、皮部等组织关联着肾、膀胱、肝、胆、脾、胃、心等脏腑联系,肾、膀胱、肝、胆、脾、胃、心均有着互为表里、相互联系的密切关系,使经络足道相关足部足心区域的理论释述更为完善。

5. 足外侧缘腧穴 见图 12-6。

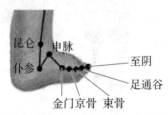

图 12-6　足外侧缘经穴示意图

【区域定位】 双足外侧第 5 远节趾骨骨端外侧到双足足外踝下缘。

【中医理论概述】 足外侧缘是足太阳膀胱经循行节段线域,由仆参、金门、京骨、束骨和足通谷等穴连系所成。

中医学认为,膀胱同肾相表里,足太阳膀胱经属膀胱络肾。

【足部反射区相应区域、点择要】 相当于乳房、肩、肘关节、膝关节和上半身淋巴系统等。

【功效】 手法刺激足外侧缘,可固补元气、梳理水道、利尿胜湿、温通经脉。

6. 足内侧缘腧穴 见图 12-7。

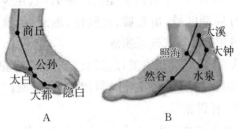

图 12-7 足内侧缘经穴示意图

【区域定位】 双足足内侧第 1 远节趾骨骨端内侧到双足足内踝下缘。

【中医理论概述】 足内侧缘是足少阴肾经和足太阴脾经循行节段线域,由太溪、大钟、水泉、照海、然谷、商丘、公孙、太白等穴连系所成。

中医学认为,肾同膀胱相表里,足少阴肾经属肾络膀胱。脾同胃相表里,足太阴脾经属脾络胃。肾为先天之本,脾为后天之本。

【足部反射区相应区域、点择要】 相当于颈椎、胸椎、腰椎、尾骨、骶骨、下半身淋巴系统、髋关节等。

【功效】 手法刺激足内侧缘,可温补肾气、调理胃气、扶固元气、健运精气。

7. 足背区域腧穴 见图 12-8。

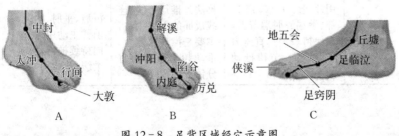

图 12-8 足背区域经穴示意图

【区域定位】 第1跖骨小头至第5跖骨小头到距骨。

【中医理论概述】 足背区域是足阳明胃经、足少阳胆经和足厥阴肝经循行局部区域,由丘墟、足临泣、地五会、侠溪、冲阳、陷谷、内庭、行间和太冲等穴连系所成。

中医学认为,胃同脾相表里,足阳明胃经属胃络脾。胆同肝相表里,足少阳胆经属胆络肝。肝同胆相表里,足厥阴肝经属肝络胆。肝胆同源,肝胃相辅。

【足部反射区相应区域、点择要】 相当于扁桃体、喉(气管、声带)、乳房(胸)、上半身淋巴系统和下半身淋巴系统等。

【功效】 手法刺激足背区域,可疏肝理气、潜阳降火、健运脾胃、生化水谷。

三、经络足道手法技能

(一)经络足道常用手法基本技能

经络足道常用手法基本技能包括:推法、虎口推法、擦法、刮法、拿法、按法、点法、臂压法、拨法、摩法、揉法、搓法、击法、摇法、扳法、抖法等。

整理诠释经络足道常用手法基本技能标准见表12-1。

表12-1 经络足道常用手法基本技能

常用基本手法	动作定义	动作结构	动作要领
推法	用手指、手掌、虎口部、拳端或肘端着力,在保持一定垂直压力下做定向、节律推动的手法	推法是推行于线、连线成面的柔性手法,主要是推动摩擦力。推动频率通常为每分钟60~80次	沉肩、垂肘、松腕,前臂主动用力,单向持续推行,稳实柔缓,节律均匀

常用基本手法	动作定义	动作结构	动作要领
虎口推法	用拇、示指边缘连线的虎口部着力,以前臂持续、节律摆动,带动腕部和虎口部,做弧形线往返推动的手法	一指禅推法演变	沉肩、垂肘、悬腕、掌虚、指实
擦法	用手掌的指掌面,大、小鱼际或掌根着力,做双向往返直线摩擦的手法	推法演变	沉肩、垂肘、悬腕、掌虚、指实。手法操作时,往返用力"推三回一"
刮法	用拇指指腹或屈曲拇、示指的指关节面为手法着力点,做直线或弧线形的推动、紧刮的线状操作	推法演变	沉肩、垂肘、松腕,前臂主动用力,单向持续推行,稳实柔缓,节律均匀
拿法	手指或指掌相对着力,从体表对称的位置向深部组织进行挤捏提拉,并节律揉滑动作的手法	拿法是点、线、面、体结合的刚性手法,是相对挟持、相向着力,随之提拉滑动,构成立体状的用力形式	沉肩、垂肘、臂柔松,指掌蓄劲,用力柔韧均匀,动作缓和连贯,由轻渐重,持续节律
按法	用手指、手掌、拳端或肘端着力,沿体表向浅、深部组织施行按压,逐渐用力,按而留之的手法	按法是点、面结合的刚性手法,主要是按压力	沉肩、垂肘、臂腕柔松,指掌蓄劲,用力柔缓,旋动节律
点法	用拇指指端、拇或示、中指屈曲时的指关节突起部,屈肘时的肘端鹰嘴突出部着力点压,并做旋动的手法	按法演变	沉肩、垂肘、松腕,前臂主动用力,手指蓄劲,灵巧缓和,刚法柔施

常用基本手法	动作定义	动作结构	动作要领
臂压法	是以前臂前 2/3 和后 1/3 之间为手法着力点,按压并做节律往返旋动	臂压法是肘压法衍化的刚性手法,也是按法和擦法的复合手法,主要是按压力,并伴有小幅度滚动摩擦力	沉肩、伸臂、屈肘、松腕,用力稳实均匀,动作柔和协调
拨法	用手指着力按压,并做往返滑动扣拨的手法	按法复合	沉肩、垂肘、松腕,前臂主动用力,手法强度较大,应灵巧缓和
摩法	用手指或手掌平伏着力,在保持一定垂直压力下进行节律柔和盘旋摩动的手法	摩法是着力于面的柔性手法,偏重于摩擦力	沉肩、垂肘、松腕,前臂主动用力,指掌蓄劲,柔和稳实,连贯灵活
揉法	用指腹,大、小鱼际或掌根着力的轻柔环旋摩动的手法	摩法演变	沉肩、垂肘、松腕,前臂主动用力,指掌蓄劲,柔和稳实,连贯灵活
搓法	用两手指掌对称地扶持住肢体的一定部位相对着力,做盘旋摩动的手法	摩法演变	沉肩、垂肘、松腕、平掌,手法幅度宜小,频率宜快
击法	用手指、手掌或拳着力,施行节律拍打、叩锤动作的手法	击法是着力于点、线、面的刚性手法,主要是拍击力	沉肩、垂肘,腕力松柔含蓄,动作平稳明快
摇法	用两手指掌着力扶持关节活动部位的一端或两端,做关节被动环旋运动的手法	摇法是着力于面、摇动成体的柔性手法,主要是牵拉力	沉肩、微屈肘,指掌蓄劲,腰和手臂主动用力,带动腕掌,动作果断协调,幅度控制适当

续　表

常用基本手法	动作定义	动作结构	动作要领
扳法	用两手指掌着力扶持关节活动部位的两端,做背向或相向伸展或旋转扳动的手法	扳法是着力于面、扳动成体的刚性手法,主要是牵拉力	沉肩、微屈肘,指掌蓄劲,腰和手臂主动用力,带动腕掌,动作果断协调,幅度控制适当
抖法	用两手着力扶持关节活动的远端,做上下节律颤抖动作的手法	振法演变	沉肩、垂肘、松腕,手法动作柔和,用力轻巧,幅度宜小

(二) 经络足道常用手法操作技能

经络足道足部推拿常用手法操作技能包括屈四指推刮法、屈单指推刮法、拇示指按点法、双手摇扳拔法和掌鱼根摩擦法等。

整理诠释经络足道常用手法操作技能标准见表12-2。

表12-2　经络足道常用手法操作技能

顺序	操作名称	技巧动作	操作要领	适用范围
1	屈四指推刮法	用屈曲示、中、无名、小指的指间关节面为手法着力点,做左右、上下的往返推动、紧刮的面状操作	沉肩、垂肘,前胸略为前倾,头如顶物,指腕蓄劲,着力紧贴,刚柔相济	足底部
2	屈单指推刮法	用拇指指腹或屈曲拇、示指的指关节面为手法着力点,做直线或弧线形的推动、紧刮的线状操作	沉肩、垂肘,前胸略为前倾,头如顶物,指腕蓄劲,着力紧贴,刚柔相济	足趾、足底内外缘、足跟等

续　表

顺序	操作名称	技巧动作	操作要领	适用范围
3	拇示指按点法	用拇指指端、指面或屈曲拇、示指的指关节面为着力点,沿体表向浅逐渐用力,按而留、深部组织施行按压的点状操作	沉肩、垂肘,臂腕柔松,指节蓄劲,用力柔缓,旋动节律	足趾、足跟、足底、足背、踝、腿腨等
4	双手摇扳拔法	用两手指掌着力扶持关节活动部位的一端或两端,做关节被动环旋运动的体状操作	沉肩、微屈肘,指掌蓄劲,腰和手臂主动用力,带动腕掌,动作果断协调,幅度控制适当	踝关节
5	掌鱼根摩擦法	用大、小鱼际或掌面、掌根部着力,在保持一定垂直压力下做定向、节律动摩擦的线、面状操作	沉肩、垂肘,前臂主动用力,指腕蓄劲,着力紧贴,往返节律	足背、足底、足跟、腿腨等

四、经络足道温泡热敷

(一)经络足道温泡热敷理论概述

从事经络足道不但要熟练掌握手法技能,而且必须了解、熟悉和掌握中药温泡热敷常用制剂的理法方术及其应变运用的原则方法。中药温泡热敷是中华经络足道重要组成部分。

《黄帝内经》记载:"形数惊恐,经络不通,病生于不仁,治之以按摩醪药",可见推拿手法技能和中药温泡热敷历来是相辅相成、密切配合,用以防治疾病的两种方法技能。经络足道温泡热敷是根据中医学阴阳学说、藏象经络学说和营卫气血理论遣方用药,并根据不同季节、群体和体质应变运用不同的中药制剂和方式方法,与推拿手法技能交替应用,并使其有效实施发挥辅佐、铺垫作用。

经络足道温泡热敷可分为中药温泡和中药热敷。中药温泡是源于用中药制剂热泡全身或局部的一种传统药浴法,包括熏洗、浸泡。史料表明,在马王堆汉墓出土的《五十二病方》中,就载有中药制剂熏洗、浸泡用以治疗疾病,其中有"熏蒸洗浴八方"。唐宋时期,盛行足部熏蒸,并引申为熏眼、熏发。孙思邈的《千金要方》载有熏蒸治疗柳太后中风不语使其苏醒的大剂黄芪防风方药。元代《御药院方》记载了宫廷皇室治疗疾病的多种熏蒸药方。清代《慈禧光绪医方选议》中也曾收录慈禧光绪常用熏蒸 65 方,可见当时宫廷常用熏洗温泡防治疾病。

中药温泡贯通着中医八法中的"汗、和、清、温、消、补"六法,其采用相宜的中药配方制剂温泡双足,中药有效成分通过加温所产生的热效应,可能渗透皮肤部分吸收,呈现体表微汗、身心舒适等征象,达到温通经络、调理脏腑、祛除寒湿、补益气血的养生保健功效。

根据中医推拿学基本八法概括归纳中药温泡通常采用的中药制剂主要有解表、清热、泻下、祛风、化湿、温里、理气、活血化瘀、安神、补虚和止痒等。其中,在实践运用中依据不同季节、不同体质大多为祛除寒湿和温补气血之类中药制剂,前者常用老姜、独活、桑寄生、防风等;后者常用当归、首乌、枸杞、红花等,并适量添加百部等灭菌之品。中药温泡通常运用粉剂式压缩泡腾片为剂型。

(二) 经络足道温泡热敷常用方剂

在整理和总结长期从事足道养生保健实践经验基础上,为适应不同季节变化和不同体质需求选择相宜的中药制剂,拟定常用温泡调理协定处方,大致为春夏调理方、秋冬调理方、气血调理方和筋骨调理方。

1. 春夏调理方

【方药组成】 艾叶、野菊花、忍冬藤、板蓝根、土牛膝、淡竹叶、夏枯草、苦参、秦皮、白藓皮、藿香、荷叶根等。

【适用范围】 普通人群,4～9月份。

【功效】 调理气血、清舒湿热、发汗解表。

2. 秋冬调理方

【方药组成】 艾叶、老姜、红花、鸡血藤、土牛膝、地鳖虫、落得打、虎杖根、凤仙花等。

【适用范围】 普通人群,10～3月份。

【功效】 温通气血、消滞化瘀、泄发腠理。

3. 气血调理方

【方药组成】 当归、艾叶、肉桂、首乌、枸杞、木香、橘皮、路路通、香附、红花、鸡血藤、土牛膝、地鳖虫等。

【适用范围】 中老年气血虚弱者。

【功效】 调补气血、温通经络、扶固本元。

4. 筋骨调理方

【方药组成】 独活、桑寄生、防风、红花、桂枝、香樟木、苏木、老紫草、伸筋草、路路通、落得打、虎杖根、千年健等。

【适用范围】 关节软组织酸胀疼痛人群。

【功效】 温通经脉、祛除寒湿、舒松筋骨。

五、经络足道方术规范

通过长期经验积累和溯源探究而提出的创新理念,为当今足道养生保健注入新的能量活力。据此整理总结的经络足道常规模式兼容古今中外相关足道理论和实践,并富有文化创意和独特风格的理念和独特创意的技能,不失为集休闲养生、强身养生和康复养生于一体的经络足道典范。

运用中医藏象学说、经络学说和营卫气血理论整理总结经络足道方术,并结合足部反射区足道理论的相关区域释述,拟定经络足道养生保健模式规范,为经络足道方术模式规范,在其项目分节中,冠以传统文化内涵的节段名称,使之生动形象且富有文化底蕴。

(一) 经络足道方术理论概述

要想精通经络足道实践应用的模式规范,就应该熟练掌握经络足道方术模式规范核心技能的基本理念、适应对象、操作流程和强度用量,注重提高整体协调、辨证应变的能力。

通过长期实践和理论研究,根据中医藏象学说、经络学说的相关理论,并参照足部反射区理论相应区域、点的原意,全面整理总结而成的中华经络足道方术模式规范,是兼容古今中外相关足道理论和实践的精心力作,也是充分展现传统风范和独创风格的规范模式。

(二) 经络足道方术模式规范

经络足道方术分为术前准备、方术操作、术后整理3个阶段,其中术前准备和术后整理的事项和要求,一般由经营服务单位按照职业规范拟定并督导执行。这里着重阐述方术操作即经络足道的模式规范,包括方术步序名称、主要手法、操作流程、操作时间、注意事项、功效等。

1. 摩手三调(预备)

【操作流程】 形正体松,含胸拔背(调身)、呼吸调匀、气沉丹田(调息)、心神怡宁、意念贯一(调心)、两手相合、摩指擦掌两手相合,摩指擦掌(摩手)。

【操作时间】 30秒。

【注意事项】 躯体端立、心神松弛、两足踏实。

【功效】 调整体态、调匀呼吸、调畅心神、温热两手。

2. 虎口浴肩(开局)

【主要手法】 虎口推法。

【操作流程】 以虎口部(示指第2指关节至拇指第2指关节处)推揉颈肩部(推出去3分力,回拉1分力),双手左右交替相同,轻快灵巧,稳实深透,沉肩(肩与上臂为90°角),垂肘(上臂与前臂为90°角),悬腕(前臂与腕关节为90°角)。

【操作时间】 1分钟。

【注意事项】 手法柔和、稳实、轻快、灵活。

【功效】 舒通肩筋,宽胸理气;改善局部血液循环,松弛局部肌肉紧张。

3. 栉发扫散

【主要手法】 推法、击法。

【操作流程】 ①两手指端叩击头部(双手腕关节放松,用指端叩击,周而复始),从前发际→后发际→颞颥(头部两侧面)。②顺势五指相并,以指端推擦两侧头颞,着重率谷前后,左右交替相同。

【操作时间】 1分钟。

【注意事项】 ①栉发叩头应把握手法弹击强度与频率;②扫散头颞应注意手法迅捷、轻巧、稳实、明快。

【功效】 醒脑明目,潜阳平肝;调节脑神经疲劳,改善脑供血不足。

4. 天柱桥弓(桥弓原名乔空)

【主要手法】 按揉法、推抹法。

【操作流程】 ①一手拇、示指按揉两侧太阳穴,另一手拇指指端按拿两侧风池穴、风府(一手拇指腹顺着发际线往下滑至风池、风府,拇指腹向上;另一手把头微微往斜后方轻压)。②顺势按揉颈椎两侧(虎口张开,拇指腹着力,横向拨揉,其余四指贴扶于颈椎另一侧),再按揉天柱骨(颈椎),风府→大椎。③顺势拇、示指指腹相对推抹两侧桥弓:翳风→缺盆(一手扶持头额,另一手拇指腹由上而下推抹,另一侧用四指指腹推抹)。

【操作时间】 1分钟。

【注意事项】 ①推抹天柱应手腕松柔,注意手法灵巧明快、节律刚柔相济。②推抹桥弓手法应做定向、节律推动。

【功效】 祛风散寒,潜阳降逆;改善颈肌劳损,调节血压偏差。

5. 提拔晋京

【主要手法】 拿法、按法、臂压法和击法。

【操作流程】 ①提拿肩井:拇指和其余四指指端相对提拿肩井。②顺势拇指揉拨肩中俞、肩外俞和曲垣等。③顺势点按肩井巨骨。④顺势臂压肩筋。⑤顺势拍击肩部,左右交替相同。

【操作时间】 3分钟。

【注意事项】 ①提拿肩井应指掌蓄劲,手法用力柔韧匀称,动作缓和。②按揉腧穴手法应由轻渐重,节律缓慢,酸胀为度。③臂压肩筋时应松腕,用力稳实、柔和、协调。④拍击肩部手法应轻巧节律,富有弹性。

【功效】 开膈理气,舒筋活络;松弛肩部肌肉,调节膈肌功能。

6. 养护膏肓

【主要手法】 拨法、按法、击法。

【操作流程】 ①揉拨肩胛部:秉风→膏肓俞→膈俞,由上而下,周而复始。②揉按天宗、肩贞。③拍击肩胛部。

【操作时间】 30秒。

【注意事项】 ①指拨手法应灵巧缓和,刚法柔施。②按揉腧穴手法应由轻渐重,节律缓慢,以酸胀为度。③拍击手法应轻巧节律,富有弹性。

【功效】 润肺理气,宽胸舒背;增强心血管循环和肺系呼吸功能。

7. 松鼠点月

【主要手法】 拨法、按法、点法、击法和搓法。

【操作流程】 ①由上而下揉拨背腰部两侧膀胱经:大杼→风门→肺俞→心俞→督脉俞→膈俞→肝俞→胆俞→脾俞→胃俞→肾俞→大肠俞。②顺势屈指揉按背腰部两侧膀胱经:大杼→风门→

肺俞→心俞→督脉俞→膈俞。③顺势揉按点拨背腰部两侧膀胱经:肝俞→胆俞→脾俞→胃俞→肾俞→大肠俞。④顺势由上而下掌揉背腰部两侧膀胱经(同①)。⑤顺势点按肾俞、命门和腰眼。⑥顺势搓揉腰胁两侧。⑦顺势拍击腰骶部。⑧顺势由上而下拍击背腰骶部。

【操作时间】 2分钟。

【注意事项】 ①手指揉拨、点按应手指蓄劲,灵巧缓和,刚法柔施。②掌揉、搓揉手法应用力均匀,节律明快。③拍击手法应轻巧节律,富有弹性。

【功效】 疏通经络,调理气血;调节相关脏腑器系功能,增强全身免疫力。

8. 卧龙腾云

【主要手法】 按法。

【操作流程】 ①主客体仰卧平躺,客体双手重叠放置小腹处,主体双膝盖顶住客体两侧髂后上棘上方1寸处(腰眼),双手交叉放置其双肩,托住客体。②顺势,双膝向上缓慢顶压6次。③顺势,以客体腰眼处为中心,做旋动顶压左右各3圈。④顺势,双膝交替向上顶压各6次。⑤顺势,双膝顶住振颤3遍。

【操作时间】 2分钟。

9. 牵手纤指

【主要手法】 揉法、按法、刮法、搓法和抖法。

【操作流程】 ①揉按云门、肩髃、肩髎、肩贞。②顺势揉按手臂内外侧,由上而下,以线带点:手少阴心经、手厥阴心包经(着重曲泽、内关)、手太阴肺经(着重尺泽)、手太阳小肠经(着重小海、养老)、手少阳三焦经(着重外关)和手阳明大肠经(着重曲池、手三里)。③顺势双手四指端揉勾手臂内侧:极泉→内关。④顺势双手拇指鱼际按揉手臂外侧:肩髃→外关,按揉阳池、阳溪。⑤顺势双手按揉手背部,着重腰痛点、合谷。⑥顺势揉按掌背,捻勒五指。

⑦顺势双手屈曲拇指关节拉刮鱼际、按揉鱼际、劳宫、少府,双手拇指指腹分推掌指,用鱼际掌跟紧搓掌面,摇拔腕部。⑧顺势由上而下搓、抖手臂。

【操作时间】　左右各 2 分钟,共 4 分钟。

【注意事项】　①揉按手法灵巧缓和,柔中探刚。②屈指刮法,单向推行、持续稳实。③搓、抖手法幅度宜小,频率宜快。

【功效】　舒理筋骨,温通气血;改善上肢部关节功能,调节心肺系统功能。

10. 大鹏展翅

【主要手法】　摇法、扳法。

【操作流程】　①持腕摇肩:一手扶持肩部,另一手持腕关节做适当幅度摇肩,由小渐大。②托肘扩胸:客体双手指掌交叉抱头,膝关节抵住其膈俞为手法着力点,双手托住其两肘关节做后拉扩胸动作,左右相同。

【操作时间】　2 分钟。

【注意事项】　①摇法操作应腕掌蓄劲,手臂主动用力带动腕掌,动作柔缓协调,幅度控制适当。②扳法操作应用力含蓄,幅度由小渐大,切忌粗蛮。

【功效】　宽胸行气,整复筋骨;调节脊柱椎体小关节功能紊乱,增强心肺系统功能。

11. 搓盐润肤

【操作流程】　SPA 醋盐摩足(仅限 6～10 月期间):①把毛巾铺垫在客体的大腿上。②询问客体的腿与足是否有伤口。③用水打湿左小腿,并将足托起,架在桶的边缘。④小腿部上盐并介绍SPA 醋盐的作用(对脚底开裂、脱皮、冻疮有明显疗效),双手把盐均匀分开,同时吸紧腿部,用上油的方式把盐均匀分布于小腿部,并询问力度是否合适,上下来回搓揉 6 下,用双手鱼际吸紧小腿内外侧往下推压 3 下,双手虎口由上往下拉 3 下。⑤足部上盐时双手把盐均匀分开,一手持足背,把足放在桶的中央;另一手将盐涂满整个足底,用鱼际搓足掌、足心、足跟,再整体搓。⑥内侧用小鱼际吸紧上下搓,换手搓外侧,加强踝关节两侧,再搓整个足背。⑦搓足趾时需转动站立方向,双手拇指推足趾及足缝。⑧一足完成立即将毛巾收起,对叠覆盖另一足,进行操作。⑨双足结束后,进行适时温泡。⑩双手虎口张开,双拇指腹由上而下推足太阳膀胱经数遍,双手四指搓揉足踝内外侧及足内外侧,拇指朝前搓趾缝,最后用四指腹搓足底。

【操作时间】 2分钟。

【注意事项】 防止盐末飞散。

【功效】 温经润肤,软化角质。

12. 清理足垢

【操作流程】 ①先用酒精棉擦拭玉竹刀或直接用酒精喷于玉竹刀上。②用玉竹刀斜口面从足背内侧开始以足背外侧→足内侧→足外侧→足掌部→足心部→足跟部→足趾内的顺序去角质。

【操作时间】 2分钟。

【注意事项】 酒精、玉竹刀切忌触及局部伤口。

【功效】 清除足垢,护养表皮。

13. 姜石温体

【操作流程】 ①将适当温度的沙袋放于腰部、颈项部或腹部。②顺势用生姜贴敷裹膝盖。

【操作时间】 3分钟。

【注意事项】 密切关注,随时调节。

【功效】 温通筋脉,祛寒化湿。

14. 上油松足

【操作流程】 ①双手上油;②全足搓摇,左右交替;③搓热足背→足内外侧→足底。

【操作时间】　1分钟。

【注意事项】　用油适量,应少量多次。

【功效】　舒筋活血,润肤理肌。

15. 健运中焦

【主要手法】　刮法、点法、搓法。

【操作流程】　①左手握持足趾往前轻推,将左手拇指扣入右手示指关节内,右手屈示指关节端扣点肾上腺、肾。②顺势,刮尿道→失眠点→足后跟,四指关节托住足跟,屈拇指关节刮足跟区域纵横,往返线路长度相宜,刮失眠点→坐骨神经→尾骨内外侧。③顺势,刮肾→输尿管→膀胱,屈示指关节端点膀胱刮(用腕力带动示指关节或左手扣指法,将左手拇指扣入右手示指关节内),再肾上腺→膀胱。④顺势,拇指腹推尿道,再从尿道→肾上腺。⑤顺势,屈示指关节或屈拇指关节端刮胃→胰→十二指肠(在大足趾趾骨偏内侧),胃→膀胱(偏内侧)。⑥顺势,刮左足,心→脾→右足,肝→胆(左右交替,由心、肝刮至降结肠或回盲瓣)。⑦顺势,搓热足部各区域。

【操作时间】　2分钟。

【注意事项】　刮法操作时应取穴准确,贴紧皮肤,借助腰力,节律均匀,由轻渐重,从上而下,缓和往返,力度稳实,来回3遍。

【功效】　改善促进泌尿系统功能,促进胃肠道功能,调节心脑血管和肝胆功能。

16. 固本培元

【主要手法】　刮法、点法、搓法。

【操作流程】　①左手握持足跟,右手屈拇指关节端推刮生殖腺,刮足跟区域纵横往返线路长度相宜;先由失眠点至尾骨内外侧及跟腱位置,交替连接。②拇指腹推尿道,再从尿道→肾上腺(拇指腹贴紧,力度均匀缓而慢,让客体感觉到酸胀为佳)。③顺势,搓热足部各区域。

【操作时间】 1分钟。

【注意事项】 拇指腹贴紧,力度均匀缓而慢,让客体感觉到酸胀为佳。

【功效】 固补肾气,培助元阳;改善和促进生殖系统功能。

17. 指点神明

【主要手法】 搓法、揉法、刮法、点法。

【操作流程】 ①搓揉足趾,令其发热。②顺势,刮拨大足趾→横刮五趾额窦→纵横往返刮拨五趾趾腹,点大脑→脑垂体(反复两遍以上)→指推小脑、脑干→刮三叉神经→鼻→颈项→颈椎;中、示指旋捻大趾。③顺势,纵横往返刮拨足四趾,向上推四足趾腹,勒四足趾,刮四足趾(拇指放于趾跟部,屈示指关节,用示指第2指关节内侧平面刮足趾背),屈曲四指关节推刮四足趾跖。④顺势,拇指推五趾,掌心搓趾腹,虎口对搓五趾。

【操作时间】 2分钟。

【注意事项】 推刮手法操作纵横往返,手法强度由轻渐重,稳实深透;旋捻手法操作应悬腕,腕关节主动用力,带动示、中指旋动。

【功效】 醒脑增智,明目提神;改善脑神经和眼、耳、鼻系统功能,缓解颈项疲劳等。

18. 清肃上焦

【主要手法】 搓法、推法、刮法、点法。

【操作流程】 ①点、按纵向推刮眼睛→耳朵,点降压点,纵向推刮食管。②顺势,推刮甲状腺→甲状旁腺。③顺势,向外侧推刮斜方肌、向内侧推刮肺部。④顺势,屈曲拇指关节横向推刮肺(双手同时操作)。⑤顺势,纵向推刮肺、支气管。⑥顺势,双手拇指指腹往返推抹肺、支气管。⑦合掌对搓上焦、足趾。

【操作时间】 2分钟。

【注意事项】 力度由上而下、缓和均匀,刮法应在趾与趾间用力,切忌刮于趾两边,四指腹贴紧客体足背,屈拇指关节,四指关节并拢,掌心朝外,斜插于大足趾缝内,屈拇指关节腕关节带动拇指,腕关节带动拇指做内旋,由中足趾两侧趾根部凹陷处竖刮,将拇指扣入客体大足趾缝内,屈示指,用示指的第 2 关节平面肌肉刮胸椎上方凹陷处,手法用力以感应深透为度,朝上刮时力度慢慢减弱。力度放轻,即一轻一重刮。切记不得将四指放于客体的足趾内(仅限于示指屈指关节刮甲状旁腺时,拇指置于大趾和第 2 趾间;拇指关节刮支气管时,中、无名、小指置于大趾和第 2 趾间)。

【功效】 益气降逆,养阴潜阳;调节内分泌系统功能;通理肺气,扶固腠理;改善和调节呼吸系统功能,缓解肩背疲劳。

19. 运土入水

【主要手法】 搓法、推法、刮法、点法。

【操作流程】 ①搓热足部。②顺势,屈曲四指同刮足心。③顺势,点按肾上腺→肾→膀胱→胃→胰→十二指肠(屈示指关节或左手扣指法),来回 3 遍。④顺势,点按左足心→脾,右足肝→胆→失眠点→生殖腺(屈示指关节或左手扣指法,往返 3 遍)。⑤顺势,推刮肾→输尿管→膀胱,点按膀胱。⑥顺势,刮胃→胰→十二指肠→肛门。⑦顺势,横向推刮腹腔神经丛→小肠。⑧顺势,推刮左足心→脾→降结肠;右足肝→胆→升结肠。⑨顺势,推刮左足横结肠(横结肠位于十二指肠下方)→降结肠→乙状结肠,点按直肠→肛门;点按右足盲肠→回盲瓣,推刮升结肠→横结肠。⑩四指同时推刮足心→足跟;顺势,搓热足部各区域。

【操作时间】 6 分钟。

【注意事项】 力度适缓,均匀渗透,四指关节贴紧,屈曲示指关节刮,用腕关节的力量带动示指关节或左手扣指法(将左手拇指扣入右手示指关节内),取穴精准,借助腰力,由轻渐重,动作缓和,自上而下,紧贴皮肤。

【功效】 健脾补肾,调理脏腑;提高免疫功能,促进新陈代谢;

改善消化道功能,调节生殖系功能。

20. 禀性聚精

【主要手法】 搓法、推法、刮法。

【操作流程】 ①推刮生殖腺,纵横往返,失眠点→坐骨神经→尾骨内外侧。②顺势,四指同时推刮足心,屈曲四指关节平面搓热腹腔神经丛→小肠。③顺势,搓热足部各区域。

【操作时间】 1分钟。

【注意事项】 屈四指推刮法操作时应四指关节并拢,力度缓和深透。

【功效】 补固肾气,培助元阳;调节生殖系统功能。

21. 安内育阴

【主要手法】 搓法、推法、刮法、点法。

【操作流程】 ①掌根搓热全足。②顺势,屈曲示指或拇指指节关节点刮胸椎→腰椎→骶骨。③顺势,拇指推刮胸椎→腰椎→骶骨。④顺势,拇指指腹推抹胸椎→腰椎→骶骨。⑤顺势,双拇指指腹交替纵向推抹胸椎→腰椎→骶骨。⑥顺势,推刮尾骨内侧,以肛门或盲肠反射区为起点推刮。⑦顺势,点刮前列腺→子宫→尾骨内侧;⑧顺势,掌根或鱼际搓热前列腺→子宫。⑨顺势,拇指指腹推内髋关节3圈→顺直肠→三阴交。⑩顺势,揉点三阴交,拇指腹回推直肠→子宫、前列腺;搓热足部内侧缘。

【操作时间】 1.5分钟。

【注意事项】 搓擦操作时应掌心紧贴皮肤(成90°角),上下推擦,由慢渐快,以热为度;推抹操作时应指腹贴紧骶骨推向胸椎;拇指交替推抹时应悬腕,双拇指腹贴紧皮肤推向脚心方向;刮法操作时切记勿刮于骨头上。搓法操作时应先贴紧皮肤,紧搓慢移动,以热为度;拨法操作时应感觉到有在拨动足弓韧带为佳;点按内踝、子宫、前列腺(成45°角);推刮操作时力度应由轻渐重、缓而慢。

【功效】 舒通筋骨,温养气血;改善缓解脊椎功能,消除脊柱疲劳;通尿利湿,调养肾气;改善生殖泌尿系统功能等。

22. 助外潜阳

【主要手法】 搓法、推法、刮法、点法。

【操作流程】 ①掌根搓热足外侧缘。②顺势,屈曲示指关节点刮肩→肘→膝。③顺势,推刮肩→肘→膝→外尾骨,屈四指关节推刮外侧生殖腺。④顺势,推刮外尾骨。⑤顺势,屈四指关节推刮外侧生殖腺。⑥顺势,拇指腹推外髋关节三圈→下腹部→跗阳,再由跗阳穴回推至外生殖腺。⑦顺势搓热全足。

【操作时间】 0.5分钟。

【注意事项】 推刮操作时应力度匀称,缓和深透;搓擦操作时应掌心紧贴皮肤(成90°角),紧搓慢移,以热为度。

【功效】 舒通筋骨,扶固肾气;改善四肢关节功能和调理生殖系统功能。

23. 阴平阳秘

【主要手法】 推法、刮法、点法。

【操作流程】 ①指腹推拉跟腱,同时点昆仑、太溪、水泉、仆参,拉抹过足跟。②顺势,小鱼际搓热内、外踝。③顺势,搓热全足。

【操作时间】 0.5分钟。

【注意事项】 推抹法操作时应拇指腹和示指腹贴紧跟腱。

【功效】 调理气血,平衡阴阳;缓解足部跟腱疲劳,改善生殖系统功能。

24. 六经扬道

【主要手法】 搓法、推法、刮法、点法。

【操作流程】 ①搓热足背和足趾。②顺势,双拇指指腹纵向推大足趾背部(推点上下额、点按扁桃体)。③顺势,拇指腹及虎口推胸部淋巴腺→肩胛骨,拉抹喉→气管声带,推内耳迷路(顺势依次推抹足背跖骨间缝）。④顺势，拇指腹推抹横膈膜，双手四指分拨足背部。⑤顺势，双拇指分拨足背。⑥再回到胸部淋巴反射区开始至肋骨，点肋骨，虎口推捏、点按解溪。⑦顺势，双拇指指腹推、点、按上下身淋巴腺，敲足背→足内外侧。⑧顺势，搓热足背和足。⑨顺势，摇踝关节左右各3遍。

【操作时间】 1.5分钟。

【注意事项】 推刮操作时应双手拇指贴紧足心，其余四指贴紧足背，往相反方向发力；虎口推抹操作时应贴紧足部内外侧及足背，以感觉足部胀热为度；点法操作时，一手按点解溪，另一手按压其足背，由轻渐重、缓而慢；摇法操作时应动作缓慢，由轻渐重，幅度相宜、由小渐大。

【功效】 梳理经络（足三阴足三阳），温通筋脉；改善内分泌系统和淋巴系统功能等。

25. 六道轮回

【主要手法】 搓法、推法、按法、揉法。

【操作流程】 ①双手上油，掌心纵横往返搓热小腿。②顺势，拇指腹推抹直肠→肛门→阴陵泉，往返4～6遍，继而推抹小腿内侧（阴陵泉→太溪），旋推内踝关节三圈，揉拨小腿内侧2遍（阴陵泉→太溪）。③顺势，拇指指腹推抹下腹部→阳陵泉，往返4～6遍，继而推抹小腿外侧（阳陵泉→昆仑），旋推外踝关节3圈，揉拨小腿外侧2遍（阳陵泉→昆仑）。④顺势，拇指指腹纵向推抹足少阳胆经2遍。⑤顺势，拇指推抹小腿前侧（解溪→膝眼），点按足三里→上巨虚→丰隆→下巨虚，双拇指相对往返推抹小腿前侧（解溪→膝眼），继而空心拳叩击2遍。⑥顺势，客体屈腿、上油松揉搓腿（四指指腹纵向分拨腿肚）。⑦顺势，点按委中→承筋→承山，双手四指指腹纵向推抹小腿后侧2～3遍。⑧顺势，鱼际按揉小腿后侧、双掌根纵向推捏小腿后侧2遍。⑨顺势，单手揉拨小腿内外侧、双掌纵向揉拿小腿后侧各2遍。⑩顺势，推抹阴陵泉→太溪；

顺势,推抹阳陵泉→昆仑;顺势,虚拳击拍、揉抖小腿后侧各2遍;顺势抬起客体足部,拇指推抹阴陵泉→胸椎,阳陵泉→外生殖腺;顺势,虎口揉拿小腿后侧→跟腱→足跟2遍,屈示指推刮小腿后侧2遍;顺势,旋摇踝关节左右各3遍。左右交替。

【操作时间】　3.5分钟。

【注意事项】　推抹操作时力度适宜,客体感觉到酸胀为度;揉拿操作时应双掌根发力;抖法操作时应一手托住足后跟,另一手握住足部,左右横抖。

【功效】　温通分肉,清理湿热;消除过度疲劳,促进下肢功能,增强机体免疫功能。

26. 妙定乾坤

【主要手法】　搓法、推法、刮法、摇法、抖法。

【操作流程】　①鱼际搓擦足底,以热为度。②顺势,屈曲示指关节刮肾→输尿管→膀胱,点膀胱。③顺势,推刮胃→胰→十二指肠。④顺势,屈拇指关节推刮心、脾、肝、胆,其余四指贴紧足背,推刮由心脏或肝脏→降结肠或回盲瓣。⑤顺势,纵横推刮生殖器(方法同上),当推刮失眠点→坐骨神经时,顺势推刮尾骨内外侧。⑥顺势,屈曲四指关节推刮足心,搓擦足底,以热为度。⑦顺势,旋摇踝关节、揉抖小腿。⑧顺势,双手虚拳叩击足底。左右交替。

【操作时间】　2分钟。

【注意事项】　推刮操作时应贴紧皮肤,借助腰力,取穴精准,用力均匀稳实;四指刮法操作时应四指关节并拢;摇法幅度由小渐大,动作缓和。

【功效】　温通气血,疏通经络;调整体质偏颇,消除过度疲劳,调节脏腑功能。

27. 净足收势

【操作流程】　①洗净足部,温热擦干,继而合掌揉按膝关节,击拍小腿；②顺势，旋摇、掌压膝关节各 3 遍，左右交替。

【操作时间】　4 分钟。

【注意事项】　洗净擦干操作时应动作轻巧，温度适当。

【功效】　促进下肢血液循环。

第十三章　研制新颖棒具

　　笔者在长期临诊实践中传承内功推拿流派棒击法,沿袭传统棒具,深觉得以棒具击打取代手法击打应用甚广,功效颇佳,但其弊端不容忽视,研究棒击、改良棒具势在必行。

一、棒击法和棒具理论概述

　　在传统的推拿手法中,棒击法是内功推拿流派一项特色手法,是运用棒具施行击打动作的衍化击法。实践应用时握持传统桑枝棒进行平稳节律击打操作,通常配合功法锻炼和手法操作后辅助之用,多用于击打肩背、腰臀和四肢肌肉丰厚部位,对于肌筋酸痛麻木、痉挛和萎缩等征象,具有舒筋通络、活血化瘀、促进功能康复的功效。棒具不仅是指用于棒击法的特制击棒,而且也包括所有取代按、摩、点等手法的棍棒式工具。实践表明,在手法操作过程中合理运用适宜的棒具,可以有效地取代手法着力点(接触面),形成力省功大的手法效应,取得满意的功效。通过实验观察,发现棒击法叩击体表会使局部组织产生振动源,诱发次声波,促进微血管的血液流通,改善局部组织细胞营养。棒具成为配合手法的辅助工具。

　　据文献记载,传统的棒具有很多形式。如《医学入门·历代医学姓氏》载述:"治病以竹杖打之。"《医宗金鉴·正骨心法要旨》载述:"振挺,即木棒也……盖受伤之处,气血凝结,疼痛硬肿,用此挺微微振击其上下四旁,使气血流通,得以四散,则疼痛渐减,肿硬渐消化。"民国时期记载有揉打工具和具体程序,如《内功十三段图说》提出"揉打各法程序说",初功开始用揉法揉遍全身,其后用散竹棒、木棒、铁丝棒等分层次对人体击打,"久则膜皆腾起,浮至于皮,与筋齐坚,全无软陷,始为全功"。其作用是"因气坚而增重",就是通过揉法使人体浅层"气坚"后,需进一步加力而深入,方用散竹棒击打。最后要"用散铁丝棒打之,打外虽属浅,而震入于内则属深矣,内外皆坚,方为全功"。这些描述的揉法和棒击可使身体内外皆"气坚",实则"坚"皮、筋、骨3层。此外,有关医籍中还有木槌、木杵、石袋等棒具的载述。这些棒具不仅用以治理伤痛,而且还用作强筋壮骨的保健用具。

桑枝棒是前辈常用的传统棒击法棒具。其要求软硬适中、粗细合用,棒长约40 cm,棒粗约5 cm。制作采用三四月份的鲜桑枝约12条(每条粗约0.5 cm),去皮阴干,每条桑枝均用棉纸卷紧,并用线绕扎,再将12条桑枝合成一束,用线密绕一层,棉纸紧卷一层,最后外层用棉布裹紧缝牢。该棒具偏重于刚性,刚中略有透柔,常用于腰背、四肢部击打,对肢体麻木、浅表感觉迟钝病证的治疗尤为相宜。

二、改良棒具及其实用价值

近代,中医推拿手法实践中应用棒具作为辅助日趋淡化,但保留传统棒击方法变革改良传统棒具还在持续,其中较有影响的保健棒具有拳击棒,俗称"美人拳",原为一种木制长柄小槌,槌子用裘皮裹成拳状。近代则用木柄或竹柄的前端安上皮球,以代拳击打。该棒具柔软性强,常用于养生强身、消除疲劳等保健推拿。

20世纪60年代起笔者根据传统棒具的作用原理和实用价值进行研究,发现传统棒具虽然力省功大,但是存在着反馈疼痛的不良弊端,于是对于棒具制作材料与工艺做了很大改进,使用现代常见的海绵纤维等柔性品物大可去弊存利,其应用范围也不再局限应用于医疗的棒击法。几十年医疗保健实践表明,沿革改良后现代棒具在实践应用中产生良好的医疗保健功效。

(一) 藤条棒

藤条棒是笔者早在 20 世纪 60 年代初根据桑枝棒的原理、方法,设计制作而成柔刚相宜的医疗保健棒具。藤条棒以干藤条取代鲜桑枝,棉絮取代棉纸,棒长 45～50 cm,棒体粗 5～6 cm,棒柄适当粗细,以便手握合适。制作时,取粗藤条 3～4 根,用线扎紧,并用棉絮薄匀裹紧、粗纱线密绕一层,最后用布紧束缝裹。通过长期临床实践表明,该棒具刚柔性能、应用范围均优于拳击棒与桑枝棒,弥补了两者的不足,保存了两者的长处。

(二) 保健棒

保健棒是笔者于 20 世纪 80 年代在原设计的藤条棒基础上,根据桑枝棒、藤条棒的制作原理、应用原则,结合长期临床经验,重新构思设计,并同上海医疗器械高等专科学校俞阿乔工程师合作,启用现代材料与新颖工艺,扩大操作方法与应用范围,研制成传统特色和现代风格相结合的新一代棒具。该棒具经原中国中医药学会推拿学会主任委员曹仁发教授等 9 名专家鉴定认可,通过临床使用观察疗效审定,专家们认为该棒具"对半身不遂和肌肤麻木病证疗效更显著……有舒筋活血,消除疲劳,缓解肌肉酸痛,减少脂肪堆积等作用"。几十年实践表明,保健棒符合推拿手法技能必须遵循的"刚柔相济,以柔和为贵"的基本准则。除了握持棒具一端施行击打外,还可以握持棒具的中段施行按、点穴位;握持棒具的两端施行滚压。该棒具一棒多用(棒击、棒按、棒点、棒滚等),也是对手法技能的一种合理取代。手法操作时,应保持手腕柔和松弛,用力轻巧,动作明快,并根据不同的部位和穴位、不同的体质和病情,把握手法用力的适量、适度;必须先轻渐重、柔缓合劲;切忌操之过急、用力过猛。通常根据"以痛为俞"和局部近取的原则和方法,结合部位进行手法操作,并注意由远及近。在腰背、四肢部击打操作时,按照肌肉起止点垂直方向为宜,横向击打会有明显疼痛反应,并注意肌肉丰厚和瘦薄情况,区别手法用力的轻重缓急。该棒具以钢筋、弹簧、海绵、棉布等为制作材料,又含有丁香、山柰等中药制剂作辅料,制作时,有着严格的材料规格和工艺规范,可以把握其柔刚性能和质量。保健棒是一种目前较为理想实用、新颖、经济、有效的医疗保健棒具,1994 年 3 月获国家专利局颁发的"实用新型专利证书"(专利号:ZL9322601620),有着一定推广应用价值(图 13 - 1)。

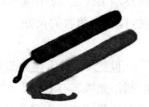

图 13 - 1 保健棒示意图

第十四章　践行实训督导

　　回顾几十年来经历笔者从面授、讲座到教室上课、企业培训，各种形式的教学活动，正是不断整理、总结、促进、提高原有的知识和技能的极好机会，往往会在讲授过程中产生灵感。可见教学不仅是输出，也是自己知识和技能一次次的飞跃和突破，从中也积累了一定的教学经验。

　　重视理论和实践密切结合的专业技能实训教学和监管督导，建立和完善集保健推拿技能实施、教学实训和技能督导为一体的人才培养模式，是践行保健推拿统筹营运管理的关键。

一、保健推拿技能实训基本特点

　　中医推拿传统的师徒承袭教学方法，往往是着重手法技能而忽视基础理论知识，科班教学讲究专业理论系统规范。保健推拿教学应该倡导在教学实践中将理论和实践两者密切结合的实训教学。实践表明，实训教学是着重培养学生实践技能的特色教学方式，能够最大限度地发挥学生实践能力，提高对专业理论知识和手法技能及实践应用的理解。

　　通过长期教学实践，整理提出保健推拿技能实训基本特点：

　　1. **开拓手脑并用**　主张口传手授同步，训练手法基本技能同时聆听理论课。培养双手大脑共用，理性感官均衡；强调基础理论,突出技能实训。

2. **袭承基础功法** 夯实传统基本功法训练,包括基础功法和手法基本技能(米袋功)。

3. **兼容理论技能** 注重理念规范、技能强化模式;讲解深入浅出、示教明理透彻,重在启迪捕捉灵感、引导激发悟心。

4. **实操配对互动** 示教训练因人指导配对互动,模式实操因势利导随机应变,注重提高整体协调和辨证应变的能力水平。

5. **考核目测体验** 细化手法技能考核,采用目测结合体验的标准评分方法。

二、保健推拿技能实训基础训练

推拿手法技能具有严格的科学性和一定的规律性。手法的强度、频率、灵敏度和耐久力等基本素质是手法精良、熟练的基础。为了正确领会、熟练掌握手法技能,必须刻苦认真地进行手法基础训练。手法技能熟练的主要机制是条件反射。长期不懈的训练及始终保持在前一次训练后技巧能力的良性恢复阶段内进行后一次训练,可不断强化已经形成的条件反射。长期反复的强化,可形成新的条件反射,使手法技巧能力有新的突破;反之,则可能逐步消退。手法训练强度和技巧难度的增加,必须使机体尤其是中枢神经系统和运动系统(以上肢关节、肌肉、韧带为主)的功能有个适应、巩固和提高的过程。在此过程中逐步增加生理负担,强度逐步增大,难度从简渐繁。只有通过长期刻苦的身功锻炼和手法基础训练,手法的内涵功力和技巧动作才能逐步扎实,日趋熟练。

手法技能基础训练可分前期和后期2个阶段进行。前期阶段训练是后期阶段训练的基础,后期阶段训练是手法实践应用的基础。

（一）手法技能前期阶段训练

手法技能前期阶段训练着重于手法姿势形态、技巧动作的正确规范。先要求手法的形似，在初步熟练的基础上，适当增加力的强度和用量。也就是以认真领会、熟练掌握手法技巧动作及其要领为前提，进行指力、腕力、臂力的训练。同时，领会意念控制，理解运气化力，逐步达到神似的境界。前期阶段训练通常可以在自制的米袋（或沙袋）上进行，又称"米袋功"。米袋（布袋）规格是26 cm×16 cm，内装大米（或洗净的黄沙）约 2 kg，针线封口后再外套有束带的布袋，以做换洗之用。手法技能前期阶段主要训练一指禅推、推、拿、按、摩、振、击等手法技巧、动作及其分化、演变等技能，关键是领会与掌握其要领。传统手法技能训练是先从技巧动作难度较高的手法技能着手，其训练重点是一指禅推、振、虎口推法。这些手法结构严密、形态柔和、动作协调、功力扎实，故称"手指功"。着手这几种手法的技能训练，对于全面掌握其他各种手法技能具有触类旁通、举一反三的作用。

通常可以采用徒手训练的方法，训练扳、拔、摇等运动手法，关键是领会与掌握其用力技巧、强度与动作幅度。以往通常在手法技能后期阶段的手法操作规程训练中进行扳、拔、摇等运动手法训练，其实完全可以配合基础功法训练、徒手训练运动手法，在手法前期阶段训练中重视扳、拔、摇等手法徒手训练，以利于强化筋骨，增大肌力，提高果断敏捷的反应能力，为手法后期阶段训练及从事实践应用奠定基础，确保这类运动手法在操作过程中的刚柔相济、稳实果断和协调契合。运动手法前期徒手训练关键是领会、熟悉和掌握扳、拔、摇等手法的动作幅度、用力强度和用量限度，严格控制与把握在安全有效的范围内。徒手训练方法以基础功法的弓箭步势为站裆，两手皆伸直微屈，左右手掌相对，扳法则相对立掌做反向节律蓄劲动作；拔法则相对平掌做同向节律蓄劲动作；摇法则相对平掌做圆形节律蓄劲动作。徒手训练仿效基础功法,模拟实践操作,训练方法简单,可以通过实训探索适合自身的方式和方法。

应用米袋和徒手训练是手法技能前期阶段训练的传统方法,也是整体性的推拿功法训练的组成部分。因此,手法前期训练不但注重手部动作的柔和、灵活,还能在掌握动作要领的基础上,逐步而自然地增加用力的强度和持久性。手法前期训练讲究整体密切配合,训练时必须保持形体端正,沉肩垂肘,蓄腹收臀,呼吸自然,心神贯注或端正坐势,或马步、八字步的站势,两手交替训练,保持左右平衡。

(二)手法技能后期阶段训练

手法后期阶段训练是在手法前期阶段训练达到熟练程度的基础上,有意识、技巧动作和力密切结合于具体操作过程的训练,也就是手法实践应用的模拟训练。通常可以配对互动实操,也就是在客体上进行后期阶段训练,并以全身各部位手法操作规程为基本模式,着重于手法操作过程中的手法选择合成、强度用量等技能训练,增强气和力的运转意识,促使内在的气纳入意念支配的轨道,即由腹胸,贯注于肩、臂、掌、指,转化为柔刚相宜的力。要求形体端正,专心致志,精力充沛,气息调匀,为造就气和力的运转机制创造条件。通过长期的刻苦训练和反复实践,可以逐步认识并不断增强手法传感的内涵功力。手法操作的轻重缓急,应因人而异、因病而异、因部位而异。

手法技能训练是长期、刻苦的技能训练,也是顽强、坚毅的意志锻炼。只有勤学苦练,手脑并用,循序渐进,持之以恒,才能熟练掌握手法技能,为从事保健推拿奠定扎实基础。

三、保健推拿技能实训教学方略

笔者曾经整理提出保健推拿实训教学分为院校专业实训、社会职业培训、企业内部培训和健身教练专项培训等模式,为探索研究中国保健推拿实训教学提出了思路和方法。这里着重整理提出社会职业培训和企业内部培训结合的实训教学模式。

当前首务乃完善健全技能、教学和督导密切结合的科学管理机制,规范强化保健推拿专业团队建设的总体模式。倡导因人施教、启迪辅导、配对帮督、激励互动的实训教学方法和体验手法技能内涵功力兼顾目测技巧动作的考核方法,拟定考察手法技能整体协调、辨证应变的评定标准。

根据国家人力资源和社会保障部教材办公室组织编写的《实用中国保健推拿》实训教学相关内容,参照上海中医药大学继续教育学院中国保健推拿核心技能培训教学方案,拟定保健推拿职业技能实训教学大纲。

本大纲所及的保健推拿(系列)各项技能标准和教学规程,也可为行业技教管理和技能督导依据。

(一)大纲说明

1. 实训教学分类　根据本行业特点和要求,职业实训教学大致可分为初级技术人员培训(岗前达标)、中级技术人员培训(在岗继续)和高级技术人员培训(提升晋级)3部分。

(1)初级技术人员培训(岗前达标):凡持有相关学历或相关行业经历的人员,具有敬业奉献精神和职业道德素养,具备保健推拿(系列)专业必须具备的理论知识和手法技能水平,经考核合格确认符合初级技术人员岗位职责规范标准,并认定其执业上岗资格。

(2)中级技术人员培训(在岗继续):已获得初级技术人员资格,通过进一步专业培训,包括专家专题讲座和新项目专项培训,借以巩固基础,充实内涵,增加知识,提升台阶,在原有的专业水平上不断提高理论知识,强化手法技能。可熟练地执行各项常规模式中辨证应变、宾客交流、帮教互动,以及具备带教初级技术人员进行专业技术服务的能力,经考核合格后确认其中级技术人员资格。

（3）高级技术人员培训（提升晋级）：已经获得中级技术人员资格，并通过进一步保健推拿（系列）理论知识和手法技能提升晋级培训，在原有的基础水平上充实内涵，完善素养。确实能够全面担纲提升晋级后的保健推拿（系列）技术人员的各项职业技教职能，并可胜任技能督导工作，经考核合格后确认其高级技术人员资格。

2. 实训教材 《中医基础理论》（另定）、《实用中国保健推拿》（范立伟编著，中国劳动社会保障出版社出版）等。

3. 实训课程设置

（1）理论课程

1）中医基础理论选要：阴阳学说、藏象学说、经络学说、营卫气血理论等。

2）保健推拿（系列）理论概述：①保健推拿概论、推拿手法学、推拿保健学。②灸、罐、刮、浴、膳、茶养生技能概论。

（2）技能实训推拿功法基础训练

1）推拿手法基本技能训练强身养生保健推拿技能训练：周天通调法、周天通调/精摩法、脏腑通调法、心神通调法和耳域通调法等。

2）康复养生保健推拿技能训练：整复筋骨颈肩/背腰/四肢法等。

3）导引养生保健推拿技能训练：八段锦、易筋内功和自身养生法。

4）灸、罐、刮养生技能训练：通调温养灸、局部温养灸、天应定罐和通调平衡刮痧等。

（二）教程安排

保健推拿职业技能实训教程见表 14-1。

表 14-1 保健推拿职业技能实训教程

教学内容		教 学 分 类			
		初级	中级	初级升中级	中级升高级
理论课程	中医基础理论选要	12学时	12学时	16学时	8学时
	中国保健推拿概论	12学时	12学时	8学时	8学时
	灸、罐、刮、浴、膳、茶概论	12学时	12学时	8学时	8学时
	专家专题讲座			4学时	4学时
	新项目专题理论培训				
技能实训	推拿功法基础训练	14学时	14学时		
	推拿手法基本技能训练	32学时	32学时		
	强生养生保健推拿技能训练	56学时	56学时		
	康复养生保健推拿技能训练	16学时	16学时	16学时	16学时
	导引养生保健推拿技能训练				16学时
	灸、罐、刮养生技能训练	24学时	24学时		
	新项目专项技能训练				
机动		8学时	8学时		
培训考核	理论考核	2学时	2学时	2学时	2学时
	技能考核	4学时	4学时	2学时	2学时
合计		192学时	192学时	56学时	64学时

注:理论课程36学时,技能实训142学时,共192学时。

（三）教学方法

理论讲授、技能示教、播放录像和互动训练。

（四）教学内容和要求

1. 中医基础理论选要 熟悉掌握阴阳学说、经络学说、藏象学说和营卫气血理论等中医基础理论概要，中医体质学理论概述及其实用意义，相关劳倦内伤未病阶段征象（亚健康状态）及其调理价值。通过教学增强整体观念和辨证思维能力，为从事中国养生系列项目技能奠定理论基础。要求熟悉阴阳学说的基本概念、基本观点（对立互根、相互制约、相互转化和相互消长）及其指导意义；藏象学说基本概念、基本内容及其实践应用；经络学说和营卫气血理论基本概念、基本内容、作用意义及其实践应用，熟悉掌握十四经脉循行路线及 111 个常用腧穴的名称、定位、效能、防治和应用。

2. 保健推拿养生(系列)理论概述

（1）推拿手法学概论：了解、熟悉和掌握推拿手法学基本概述包括基本概念、完整结构、总体要求、分类规范（推、一指禅推、拿、按、摩、搓、振、击、扳、拨、摇法等）及其基本技能（动作、结构、要领、分化、演变、复合和应用）。以阴阳学说为指导思想，领悟和掌握推拿手法基本技能和操作技能，注重技巧动作的整体规范组合和内涵功力的柔刚辨证应用。

（2）推拿保健学概论：了解、熟悉和掌握中国保健推拿基本理论（包括概念、内容、特点、法则、作用原理）、基础功法（易筋经、少林内功理论概述和功法选要）和系列操作技能模式（包括强身养生系列、康复养生系列和导引养生系列保健推拿理论概述和模式规范）。

（3）灸、罐、刮、浴、膳、茶系列养生技能概论：了解、熟悉和掌握艾灸、拔罐、刮痧、药浴及药膳、茶道等养生技能系列的理论概述（基本概念、作用原理、操作原则、应用范围）、技能规范和模式常规(通调温养灸、局部温养灸、天应定罐、通调平衡刮痧等)。

3. 专家专题讲座和新项目专项培训 由具有一定资质的医学专家、学者或资深调理师,讲授以保健推拿为主题的前沿理念,传授保健推拿技能系列的实践经验及相关的理论知识和技能方法,借以不断强化职业实训,提升职业技能。

(1) 推拿功法基础训练:熟悉和掌握推拿专业常用基础功法,包括易筋经和少林内功的名称和功势。

(2) 推拿手法基本技能训练:熟悉和掌握推、一指禅推、拿、按、摩、擦、振、击、扳、拔、摇 11 种常用推拿手法基本技能,着重于一指禅推、虎口推、擦、振、扳、拔等手法。通常运用米袋和徒手方式进行手法训练,技能示教和互动训练密切结合。技能训练强调手法技能务必具备柔和稳实、持续深透总体要素,务必遵循刚柔相济、以柔和为贵的基本准则。

(3) 养生保健推拿(系列)技能训练:熟悉和掌握强身养生、康复养生和导引养生系列保健推拿模式规范,以周天通调法为基本点,包括周天通调/精摩法、脏腑通调法、心神通调法、耳域通调法、整复筋骨法等。熟悉掌握常规模式的条目名称、操作规程、强度和量和注意事项等。要求操作熟练、取穴(位)准确、强度适当和善于应变等。

(4) 灸、罐、刮养生技能训练:熟悉和掌握常用的艾灸、拔罐和刮痧模式规范,包括常用的通调温养灸、局部温养灸、天应定罐、通调平衡刮痧等。熟悉掌握常规模式的条目名称、基本技能、操作规程、注意事项等。要求方法规范、取穴(位)准确、操作熟练、度量适当和善于应变等。

(五) 考核标准

1. 推拿基础功法评分标准 预备姿势、形体要求、攻势步序、持续时间和收功结束 5 项项目(表 14-2)。

(1) 优。达到上述标准项目要求中的 5 项者,评为优。

(2) 良。达到上述标准项目要求中的 4 项者,评为良。

(3) 中。达到上述标准项目要求中的 3 项者,评为中。

(4) 差。达到上述标准项目要求中的 2 项及以下者,评为差。

表 14-2　推拿基础功法考核评分表

姓名:＿＿＿＿＿＿＿＿＿　　　　　日期:＿＿＿＿＿＿＿＿＿

功法名称	功法评分标准	评分
韦陀献杵（合掌势）	动作规范:头正颈直,两臂端平,并指合掌,指尖指向天突穴,两膝腘微松,两足与肩宽 5 分	
	完成功法功势后累积计分 7 分	
韦陀献杵（抱球势）	动作规范:头正颈直,含胸拔背,松肩垂臂,两手胸前抱球,掌心相对,五指微屈 5 分	
	完成功法功势后累积计分 7 分	
三盘落地	动作规范:头正颈直,含胸拔背立腰,两手腿前按掌,两膝屈曲,膝不过足 5 分	
	完成功法功势后累积计分 7 分	
饿虎扑食	动作规范:五指着地,两肘屈伸,身体匍匐平行向前运动,如波浪状往返 6 分	
	完成功法功势后累积计分 8 分	

功法名称	功法评分标准	评分
摘星换斗	动作规范:右(左)虚步,右(左)手空拳置于腰后,左(右)手勾手于头前方,肘高于肩,屈腕手腕,手腕外旋 5分	
	完成功法功势后累积计分 7分	
倒拽九牛尾	动作规范:右(左)足前跨成弓步,上身正直微下沉,两手握拳前后伸,右(左)拳前旋肘平膝,左(右)拳内旋肘伸直 5分	
	完成功法功势后累积计分 7分	
前推八匹马 倒拉九头牛	动作规范:马步,拇指上翘,四指紧闭,指端蓄劲向前缓缓推出,翻掌握拳,蓄劲回拉 6分	
	完成功法功势后累积计分 8分	
凤凰展翅	动作规范:两手臂于两侧伸出,手腕上翘 5分	
	完成功法功势后累积计分 7分	
总分		
考官评语		

注:1. 岗前达标考核以完成静功功势3分钟,动功功势10次为准,得4分。以后静功累积每1分钟,动功累积每2次均加1分。

　2. 提升晋级考核以每晋升一级别静功功势增加2分钟,动功功势增加2次为准,得4分。以后静功累积每1分钟,动功累积每2次均加1分。

　3. 总成绩90分以上为优秀,80~90分为良好,70~80分为中等,70分以下为差。

考官签名:_____　　　　　　　　　　　　日期:_____

2. 推拿手法基本技能评分标准 目测考核和体验考核合计评定,以达到柔和稳实、持续深透为准。

（1）优。达到上述标准项目要求中的 4 项者,评为优。

（2）良。达到上述标准项目要求中的柔和及其他 2 项者,评为良。

（3）中。达到上述标准项目要求中的柔和及其他 1 项者,评为中。

（4）差。不能达到上述标准项目要求中的柔和者,评为差。

3. 推拿手法操作技能评分标准 目测考核和体验考核合计评定,以达到在规定时间内手法柔和、取穴(位)准确、运力稳实、动作协调和流程规范为准(表 14 - 3)。

（1）优。获得满分或达到上述标准项目要求中的 5 项者,评为优。

（2）良。达到上述标准项目要求中的手法柔和及其他 3 项者,评为良。

（3）中。达到上述标准项目要求中的手法柔和及其他 2 项者,评为中。

（4）差。不能达到上述标准项目要求中柔和者,评为差。

表 14 - 3 推拿手法技能考核评分表

姓名：＿＿＿＿＿＿＿＿＿ 日期：＿＿＿＿＿＿＿＿＿

考核内容		目　　测				体　　验			
		优	良	中	差	优	良	中	差
手法基本技能	虎口推法								
	一指禅推法								
	拿法								
	按(点)法								
	摩(揉)法								
	擦法								

考核内容		目　测				体　验			
		优	良	中	差	优	良	中	差
	振(抖)法								
	击法								
	扳法								
	拔法								
	摇法								
手法操作技能	周天通调法								
	周天通调/精摩法								
	头面华荣法								
	脏腑通调法								
	心神通调法								
	耳域通调法								
	整复筋骨法/颈肩								
	整复筋骨法/背腰								
	整复筋骨法/四肢								
	易筋内功								
	自身养生法								
考评总分									

考官评语：

考官签名：_____　　　　　　　　日期：_____

4. 艾灸、拔罐、刮痧基本技能评分标准 目测考核和体验考核合计评定,以达到柔和稳实、灵巧明快为准。

(1)优:达到上述标准项目要求中的 4 项者,评为优。

(2)良:达到上述标准项目要求中的 3 项者,评为良。

(3)中:达到上述标准项目要求中的 2 项者,评为中。

(4)差:不能达到上述标准项目要求中的 2 项者,评为差。

5. 艾灸、拔罐、刮痧操作技能考核评分标准 目测,考核和体验考核合计评定,以达到方法规范、取穴(位)准确、操作熟练、度量适当和善于应变。

(1)优:达到上述标准项目要求中的 5 项者,评为优。

(2)良:达到上述标准项目要求中的 4 项者,评为良。

(3)中:达到上述标准项目要求中的 3 项者,评为中。

(4)差:不能达到上述标准项目要求中的 3 项者,评为差。

四、保健推拿技能监督指导方略

(一)保健推拿技能监管督导意义概述

倡导践行保健推拿技能、教学和营运密切结合统筹管理体制模式,关键在于增强科学管理理念,提高技术团队职业道德和专业技能。统筹协调保健推拿实训教学、经营运行和技能督导是保健推拿行业管理重要三大组成部分。只有建立和完善保健推拿技能实训教学、经营服务和技能督导管理长效机制,才能适应中医保健文化市场需求,开创增收盈利、扩大声誉的新局面。

保健推拿行业服务是技能服务和经营服务相辅相成密切配合,其中技能服务是主体部分,内容包括专业技能规范模式、教学实训和监督指导,而监督指导是技能管理核心。建立保健推拿专业技能监管、督察和指导,是进一步完善保健推拿养生技能服务管理的重要保证。通常,由相当专业资质的技术总监负责执行,拟定相关各级人员岗位职责和保健推拿系列技能实施标准,并严格督察各级专业人员执行,及时进行考查、指导。包括手法基本技能规范运用和系列常规模式规范操作等,同时也可为各级专业技术人员资格等级评审提供意见。

(二)保健推拿技能监管督导考核内容

整理提出保健推拿监管督导考核内容,包括理论知识、手法技能、客观反映和主观调节4项,并作为考核评分。

1. 理论知识(20分)

(1)熟悉掌握根据健康常规测查和评估要求,测查宾客的体情,评估亚健康等级,拟定保健推拿处方。(10分)

(2)健康测查评估表书写整洁,内容资料全面详细,专业用词规范,建议处方合理科学。(5分)

(3)体情咨询、专业释述用语规范和专业。(5分)

2. 手法技能(50分)

(1)熟练掌握推、一指禅推、拿、按、摩、滚、振、击、扳、拔、摇、等11种常用手法的基本技能。(5分)

(2)熟悉掌握手法基本技能的动作、结构、要领、分化、演变、复合和应用等,规范执行手法技能的柔刚准则(刚柔相济,以柔和为贵)。(5分)

(3)严格执行周天通调法,要求在规定时间内达到手法柔和、运力稳实、操作规范、程序熟练、总体协调。(20分)

(4)严格执行各项养生保健推拿,手法技能科学规范,辨证应变及时合理。(20分)

3. 客观反映(20分)

(1)客体的反应满意良好。(10分)

(2)强身养生或康复养生功效明显良好。(5分)

(3)新老员工互动,培训带教实效良好。(5分)

4. 主观调节(10分)

(1)自觉律己,规范遵循手法技能及其柔刚准则。

（2）自觉控己，规范执行周天通调法及各项养生保健推拿常规模式。

（3）自觉严己，充分发展专业优势，努力提升专业水平。

保健推拿监管督导考核表见表14-4。

表14-4　保健推拿监管督导考核表

姓名		1	2	3	4	5	6	7	8	9	10	11	12
理论知识	病情咨询（合理准确）												
	专业释述（规范详细）												
推拿技能	技巧动作（柔和持续）												
	功力柔刚（稳实深透）												
灸法技能	灸法执手（灵巧稳捷）												
拔罐技能	留罐法（稳实迅捷）												
	走罐法（准确柔和）												
客观反应	感官反应（舒松畅达）												
	功效反应（作用有效）												
主观调节	带教反应（热情乐意）												

姓名		1	2	3	4	5	6	7	8	9	10	11	12
	应变能力 （辨证处理）												
	优势自强 （强项持立）												
	仪态仪表 （形象整洁）												
服务 礼仪	文明礼待 （热诚谦和）												
	业前准备 （充分周全）												
准备 整理	业后整理 （细致妥当）												
	业后整理 （细致妥当）												

督导考评意见（签名）

注：考评结果分为优（A）、中（B）、差（C）。　　　　年　　月　　日

第十五章 商榷经营运行

保健推拿服务内容包括技能服务和经营服务两个部分。两者相辅相成、密切结合,构成统筹全局的整体管理,又称保健推拿统筹管理。从事保健推拿经营服务必须熟悉掌握相关的基本知识理论,方能提升保健推拿技能、教学、营运统筹管理格局层次,适应现代保健文化市场的需要。

管理就是通过计划、组织、领导和控制、协调,以人为中心组织资源与职能,以有效实现目标的社会活动。现代管理具有科学性、艺术性和战略性三大特点,广泛适用于现代社会的一切领域,已成为极为重要的社会功能。规范保健推拿经营运行管理模式,应该根据不同企业体制状况拟就不同的规范模式。

笔者曾涉足保健推拿统筹管理、略有所悟。在此着重诠释保健推拿经营运行基本理念和原则,提出保健推拿营销策略和方法,可作为保健推拿企业经营运行管理参考。

一、保健推拿经营理念和原则

(一) 基本理念

保健推拿经营服务就是为保健推拿技能服务创造合适的条件、制定必要的措施和规则,以提高保健推拿技能服务的经济效益和社会效益。经营服务管理包括运营服务、营销策略的规范管理和从业人员职业道德、职责行为的规范管理。经营服务管理通常由具有一定保健推拿专业水平,并具有相当资质的营运经理等经营管理人员依照相关岗位职责、规章制度,行使营运服务监察、督导、营销传播策划等工作职责。

(二)基本原则

保健推拿运营管理不但有着服务性行业管理的共性,而且还应具有一定的专业特性。从事保健推拿运营管理必须具有将宏观预测规划与微观协调组织密切结合的科学管理理念和能力,熟悉掌握科学管理的基本原则、规律和方法。通过实践探索研究,提出保健推拿经营运行管理的基本原则主要如下。

1. 建设企业文化　企业文化就是企业经营的策略、宗旨和精神,主要表现为管理的战略思路和企业精神。有远见卓识的企业家都非常注重企业文化建设,目的是充分展现企业的价值观,造就顶级质量的企业管理,培养一批具有敬业奉献精神、专业技能基础和企业管理能力的骨干人员。目前,保健推拿市场相当广阔,层次参差不齐,要建设超一流、高层次的保健推拿企业,就要注重企业规划和管理文化建设,通过市场调查确定宏观的发展目标和总体规划,并就开设会所、招募聘用、培训教学等具体问题进行研究,拟订相关的工作计划和管理措施。

保健推拿是现代保健文化的重要组成部分,企业文化建设更应引起企业高管、领导的关注。高层次的保健推拿服务应当突出整体环境的文化底蕴,营造浓厚的文化氛围,让宾客感受到生动的文化内涵。环境设施应以给宾客感官(包括视、听、嗅、味、触觉等方面)产生良好的心理反应为标准。精湛的技能服务结合优良的环境氛围,必然可以产生一流的保健推拿功效。

2. 注重模式规范　企业管理就是要促使保健推拿师和管理人员明确各自的方向和目标,熟悉与自身工作相关的方法措施,各司其职,各尽所能,充分发挥员工的主观能动性,取得成果。实践表明,坚持科学发展观,建设保健推拿模式规范是保健推拿企业管理的重要部分。根据保健推拿的专业特点,制订各项规章制度,规范技能实施、教学实训与营运服务常规模式。无论技能操作和营运服务都要做到有规可循、有章可依,为严格、公正的企业科学管理奠定基础。

3. **讲究指挥艺术**　现代管理是"指挥他人做事的艺术"(福列特),"实践的艺术""协调活动"(马克斯·韦伯),其核心是让人愉快、高效地做正确的事。因此,必须抛弃以往的个性式管理、家长式管理和经验式管理等模式,采用科学管理、理性管理。保健推拿更具有以人为本的特殊专业实践性。企业同员工是相互依存、互利共荣的关系。企业发展和创利离不开员工的积极参与,应该感化、促进员工内动力的发挥,真心尊重员工。保健推拿技能服务是保健推拿企业的服务主体,保健推拿师是以自身智慧与体能服务于宾客,实现保健推拿价值的人才。企业管理人员应倍加珍惜和尊重人才,切忌命令式粗暴作风,提倡人性化管理,坚持原则,秉公执事。对员工应善于启发引导、沟通协调、精心培训、勤加抚慰,给予信任、授权和奖励,在一般情况下应个别批评、公开表扬。这样做有利于充分开发员工的技能资源与智慧潜力,增强团队的专业素质与凝聚力。保健推拿企业管理人员原则上应该从德才兼备的保健推拿专业人员中选拔、提升,使企业管理更为高效有力。

4. **提升经营策略**　策略就是战略,是为实现目标而图谋的方法措施。在保健推拿经营服务策略中有着典型的社会心理学因素。应当认识、重视并研究宾客的心理需求而因势利导,这同文明用语、礼仪服务一样是经营运作的重要理念。当然,讲究策略务必以诚信、明智为前提,切忌欺诈、诱骗、误导,这是保健推拿经营服务(包括经营运作和营运销售),特别是在营销活动中应引起高度重视。

二、保健推拿营销策略和方法

营销是一种社会经济活动,是企业开拓现实市场需求的行为,其目的在于满足社会的需要,实现社会目标。可以认为营销也是有着质量、服务和价值内涵并为宾客谋取福利的一门艺术,并不是短期的销售行为,而是长期的投资行为,是以企业的"感情投资"换取宾客的"货币投资"。所以从事营销活动必须研究和运用心理学、社会学、组织行为学等理念,具备市场意识,具有竞争求胜、开拓创新、培训提升等观念。营销管理的职能在于分析、计划、实施及建立、控制完善的服务体系。有效的营销方案应把所有营销组合因素融入一个协调计划之中,通过向宾客提供有一定价值的服务和产品,实现企业的市场营销目标。

(一)营销策略

保健推拿经营运作和营销活动就是企业的盈利创收过程(包括经济效益和社会效益)。有人认为营运就是"将输入转换为输出的转换系统",对于保健推拿来说,"输入"就是宾客的信任、期望和需求,"输出"就是热诚的服务态度和精良的手法技能,必须注意这个"转换系统"中的各个环节。企业只有不断提升经营服务质量和营运销售策略水平,才能适应竞争激烈的市场需求,这就要求保健推拿师和相关管理人员提高经营理念,抓住商机,讲究策略,善于应变。

从事保健推拿的营销,应通过市场调查,研究、分析并判断各种目标市场,提供相宜的技能服务(产品),拟定可行的营销计划,实施合理的工作安排,组织广泛的新老客源,推行优惠的项目卡种。保健推拿营销应在企业所有活动中展现出来。要做好营销工作,必须发挥企业自身优势,依靠优秀的专业技术人才和较高水平的科学管理,重视软件与硬件的密切结合,充分发掘潜在需求,树立强烈的社会责任感。另外,必须勇于开拓创新,把住客源,注意扩展新市场、招揽新客户、完善新技能（产品）、改进新方法。营销形式上不能局限于有形的各项促销活动，也应当重视无形的隐性促销行为，着力于尊重、吸引、留住新老宾客。

在营销规划中不排除设置专职营销人员（又称咨询师）。应当明白营销的基础是人才，是员工的全心投入、人人参与。保健推拿企业要努力开发、员工的智慧，培养员工的才能，促进技能通才和营销专才的完美结合。

（二）营销方法

保健推拿营销大致分为接待介绍、发放资料、依托媒体、开展宣教、推行促销、营造品牌和提升环境等方式。具体工作要点归纳如下。

1. 倡导规范的文明礼仪　营销时应做到接待流程规范热情，仪容仪表端庄靓丽，使用文明用语，富有亲和力，给宾客愉悦的心理感受和精神享受。

2. 重视顶级的服务质量　提供技能服务和经营服务时应讲究高标准、严要求，为宾客提供良好的服务成果。

3. 营造优秀的品牌口碑　重视员工的信誉、名声，树立良好的企业形象，产生积极的社会效益。

4. 推进广泛的宣传力度　利用各种社会媒体，采取投放广告、发放企业资料、举办宣教讲座等方法拓展社会影响。运用社区志愿服务、企业促销体验、节日折扣优惠等方法，把握机会，扩大客源。

5. 建立友好的宾客关系　服务、营销人员应成为宾客的朋友，通过各种方式留住宾客，培养宾客的忠诚度。

6. 加强专业的团队建设　提高员工的道德修养、文化素质和专业技能水平。

跋

事业的追求为了实现理想,人生的价值在于奉献。从原本罗列提纲归纳概要到详述条文顺理成章,终于整理总结完成自己富有创意的虎口推拿经验特色理论和技能,实现多年的心愿!

我没有显赫的世家背景和头衔光环,凭着努力打拼 60 年所积累的资历和实力修成硕果,为自己人生交出一份较为满意的答卷。

而今封笔之作脱稿付梓,我真诚感谢全国名老中医、中华中医药学会副会长、原上海中医药大学校长施杞终身教授为本书欣然题签书名,深感蓬荜生辉。

真诚感谢中医老字号乾宁斋集团有限公司、乾宁中医药研究院掌门人麻浩珍和她的团队,多年来坚持不懈开展中医和医养结合事业,大力支持和帮助我开拓中国保健推拿研教工作并完成书稿的撰写。

真诚感谢复旦大学附属华山医院吴包金教授和陈瑜副教授,正和馆(上海)中医诊所有限公司董事长王德利,以及方波奇、周杰、杨恩军、杨家越先生等对我极大的鼓励和热忱的帮助。

真诚感谢复旦大学出版社责任编辑贺琦,为审定、编辑书稿付出极大的辛勤劳苦。

真诚感谢和深切怀念我的老同学上海中医药大学附属岳阳医

院赵善祥教授,他在生前最后3个月鼎力相助为本书定稿和修改,顿觉默然哀伤。

谨以本书报效我的祖国,报答我的父母,报谢我的恩师!

2020 年 8 月

图书在版编目(CIP)数据

中国保健推拿纲要/范立伟著. —上海：复旦大学出版社,2020.8
ISBN 978-7-309-15108-4

Ⅰ.①中… Ⅱ.①范… Ⅲ.①推拿-中国 Ⅳ.①R244.1

中国版本图书馆 CIP 数据核字(2020)第 099262 号

中国保健推拿纲要
范立伟 著
责任编辑/贺 琦

复旦大学出版社有限公司出版发行
上海市国权路 579 号 邮编：200433
网址：fupnet@fudanpress.com http://www.fudanpress.com
门市零售：86-21-65102580 团体订购：86-21-65104505
外埠邮购：86-21-65642846 出版部电话：86-21-65642845
上海华业装潢印刷厂有限公司

开本 890×1240 1/32 印张 9 字数 225 千
2020 年 8 月第 1 版第 1 次印刷

ISBN 978-7-309-15108-4/R·1824
定价：48.00 元